汉竹编著●健康爱家系列

王东红 著

女人不寒不湿
逆生长气色好

U0344968

汉竹图书微博
http://weibo.com/hanzhutushu

江苏凤凰科学技术出版社
全国百佳图书出版单位

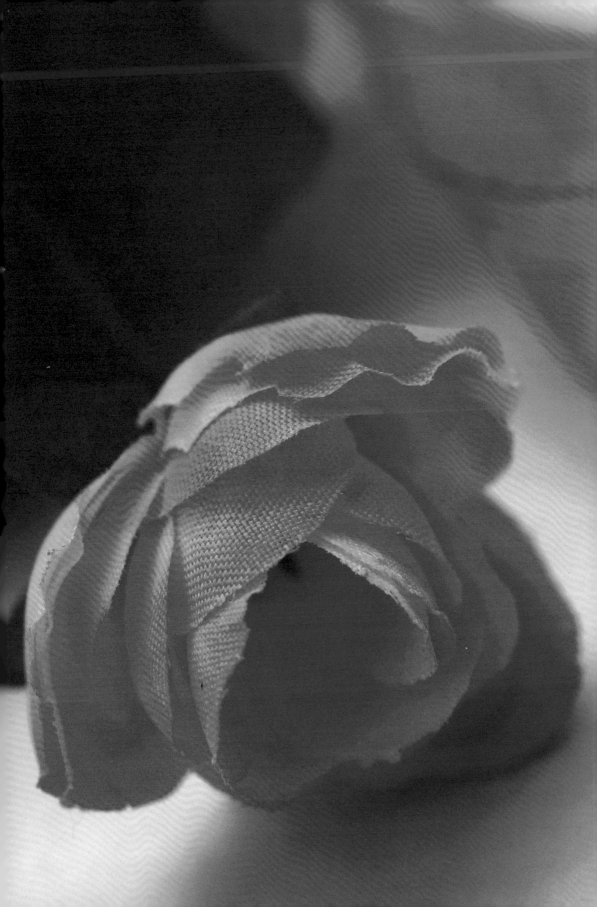

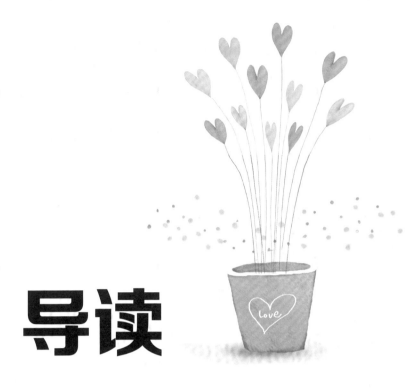

导读

每个时辰吃什么才能有效祛寒?

担心寒湿带来的各种妇科病?

害怕又寒又湿的身体不能怀孕?

......

女性寒湿是万病之源,祛除寒湿,女性会更年轻、更健康。本书详细介绍了一天中各个时辰该吃什么、怎么吃才能有效祛寒除湿,同时还详细介绍了寒湿带来的各种妇科病,是可以通过饮食、艾灸与按摩、做瑜伽等方式来调节和恢复的。而又寒又湿的体质想怀孕,亦可通过食疗、瑜伽和穴位方来改善。

本书帮助女性朋友顺应大自然与人体的运行规律,解决寒湿问题,让女性朋友逆生长、气色好,从内而外美出来。

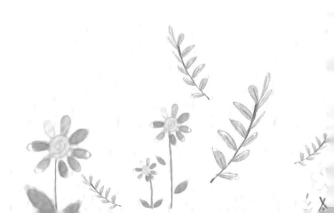

自测篇："十女九寒湿"，你是不是其中一个

我是不是寒

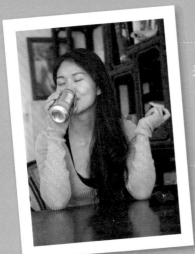

看穿衣
总比别人穿得多，却还觉得不够暖

看体感
怕冷，天不冷手脚也发凉，有时腰腹部也凉凉的

如果有以上这些症状，说明你体内有寒。

摸摸鼻尖
鼻尖的温度比手心的温度低

看吃寒凉之物的反应
一喝冷饮或吃凉的食物，就肚子疼或拉肚子

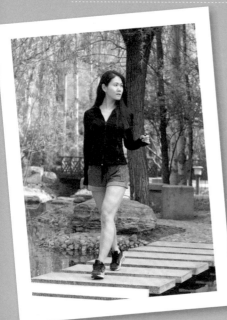

看身处空调房的感受
感觉不舒服，待久了会肚子疼或拉肚子

经期身体反应
经期、经前身体疲倦乏力，腰腿、手脚发凉，小肚子痛，热敷会缓解

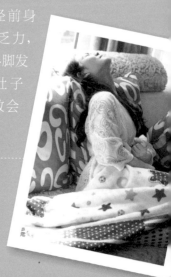

寒邪是什么

自然界中具有寒冷、凝结特性的外邪即为寒邪。寒为冬季主气，到了冬天，我国北方会出现冰雪天气。小雪、大雪、冬至、小寒四个节气为寒气主令。但是，寒超出了自然的范围，就是寒邪了。寒邪侵入人体，造成体内有寒。

寒为阴邪，易伤阳气

寒邪与热邪相对，所以寒为阴邪。阴寒侵袭人体，阳气奋力反抗，但阴寒偏盛时，阳气不仅难以驱除寒邪，反被阴寒所侮，所以寒邪最易损伤人体阳气。女性体内的阳气被寒邪所伤，身体对外界的抵抗能力会下降。

寒性凝滞

人身气血津液的运行，依赖着阳气的温煦推动。寒邪侵入人体易伤及体内阳气，阳气的温煦不足，气血就会凝滞不通，不通则痛，故疼痛是寒邪致病的重要特征。常见的有头痛，关节痛或胸、脘、腹冷痛及绞痛。由于寒邪造成的疼痛，得温就会减轻，遇寒则加剧。如女孩子在经期，会小肚子痛，此时用热水袋敷一下会好很多，就是这个道理。

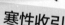

寒性收引

寒邪具有收引拘急的特性。所以当寒邪侵袭人体，气机会收敛，肌肤腠理闭塞，经络筋脉收缩而挛急。常见的症状有筋脉拘挛作痛、屈伸不利、冷厥不仁或发热恶寒而无汗。

寒与肾相应。寒为水气，通于肾。寒邪侵袭，寒水过多，就会出现尿少、水肿等症状，寒水过盛，上制心火，则会表现出心痛、心悸、肢厥等。在冬天，女孩子会出现心悸胸闷的现象，但却查不出来原因，多为被寒邪所侵。

我是不是湿

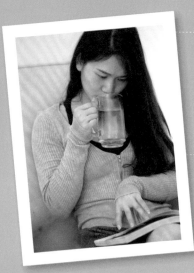

看脸色
虽然刚洗了脸，但看起来仍脏兮兮的

看头发
头发油腻，两天不洗感觉要粘在头皮上

如果有这些症状，说明你体内有湿。

看舌头
舌苔黏腻，舌边上有齿痕

看大便
大便粘在马桶上，水冲不净；用三四张手纸才能擦干净

看体型和脖子后面的横纹
体型肥胖，脖子后面的横纹是黑色的

看丝状疣、扁平疣
手、脸、脖子、前胸上总长丝状疣、扁平疣

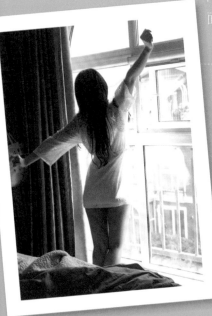

摸摸脸、手臂
感觉黏糊糊的，不清爽

睡觉流口水
不管是午休还是晚上睡觉都会流口水

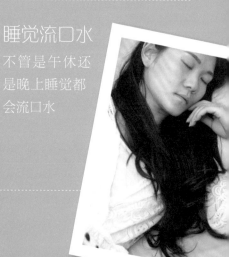

湿邪是什么

自然界中具有水湿之重浊、黏滞、趋下特性的外邪称为湿邪。湿为长夏主气。夏秋之交,水气上腾,湿气最盛。大暑、立秋、处暑、白露四个节气,为湿气主令。

湿为阴邪,易阻气机

湿由水而来,水属于阴,所以湿为阴邪。湿邪侵及人体,留滞在脏腑经络中,最易阻滞气机,从而使气机升降失常。常有胸闷、不思饮食、脘痞腹胀、便溏不爽、小便短涩等症状。如有些女孩子一到长夏,就不思饮食。

湿性重浊

湿为重浊之邪。"重",就是沉重的意思。所以湿邪致病,常表现出沉重的特点,如头身困重、四肢酸楚沉重等。"浊",就是秽浊垢腻的意思。所以湿邪为患,易出现排泻物和分泌物秽浊不清的现象,如脸看起来脏兮兮的、眼屎多、大便溏泻、小便浑浊、妇女黄白带下过多等。

湿性黏滞

"黏",即黏腻;"滞",即停滞。所谓黏滞是指湿邪致病具有黏腻停滞的特性。这种特性主要表现在两个方面:一是症状的黏滞性,即湿病症状多黏滞而不爽,如大便黏腻不爽,小便涩滞不畅,以及分泌物黏浊和舌苔黏腻等;二是病程的缠绵性,因湿性黏滞,胶着难解,所以病程较长,往往反复发作或缠绵难愈。如妇科炎症,多是反复发作,不易好转。

湿性趋下,易袭阴位

水往低处流,湿由水起,所以湿邪趋下,易伤及人体的下部。如水湿所致的水肿多见于下肢。女性白带过多、小便浑浊等,多是由湿邪下注引起的。

纠错篇：

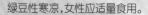

绿豆性寒凉，女性应适量食用。

每天都喝绿豆粥，体寒加重

有些女孩子喜欢喝绿豆粥，说是这样可以清肝降火，不长痘痘，殊不知每天都喝绿豆粥，会让体寒加重。绿豆性寒凉，所以才有清热解毒的功效。体寒的人，每天都喝绿豆粥，会使手脚冰凉、腰腿冷痛、腹泻便稀等症状加重。

蒸桑拿，先蒸后洗，会体湿

很多女孩子喜欢蒸桑拿，觉得蒸完后皮肤会变得细腻有光泽，但要注意人体在桑拿房蒸过之后，全身毛孔张开，这时再去洗，湿气顺着张开的毛孔极易进入人体，造成体湿。所以应先洗澡，洗干净之后再去桑拿房蒸，蒸舒服后，用干毛巾将身体擦干，穿好衣服，这样湿气就很难侵入人体了。

伴有高血压、心脏病的女性谨慎蒸桑拿。

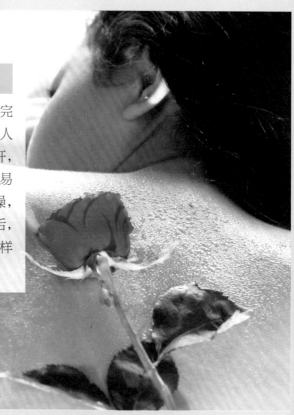

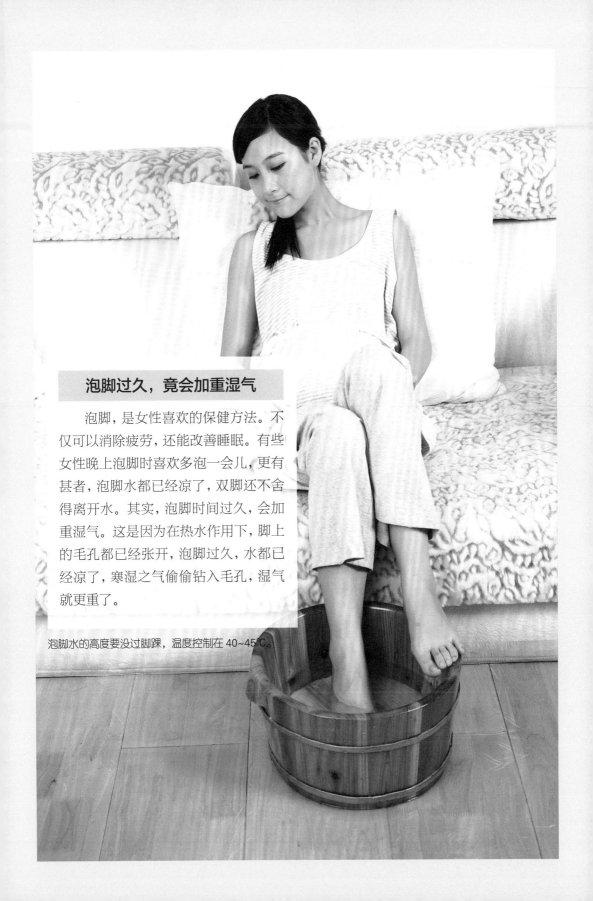

泡脚过久，竟会加重湿气

　　泡脚，是女性喜欢的保健方法。不仅可以消除疲劳，还能改善睡眠。有些女性晚上泡脚时喜欢多泡一会儿，更有甚者，泡脚水都已经凉了，双脚还不舍得离开水。其实，泡脚时间过久，会加重湿气。这是因为在热水作用下，脚上的毛孔都已经张开，泡脚过久，水都已经凉了，寒湿之气偷偷钻入毛孔，湿气就更重了。

泡脚水的高度要没过脚踝，温度控制在 40~45℃。

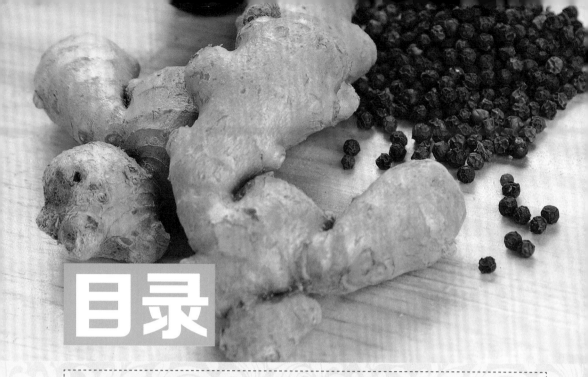

目录

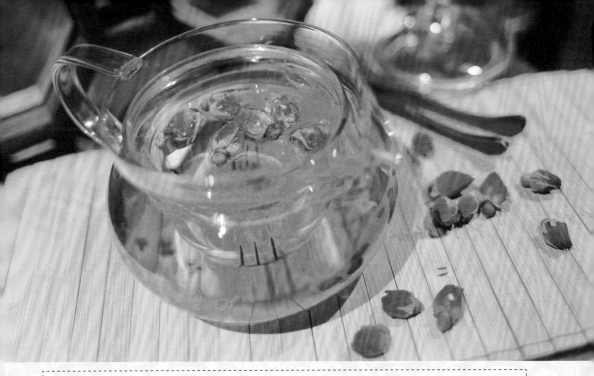

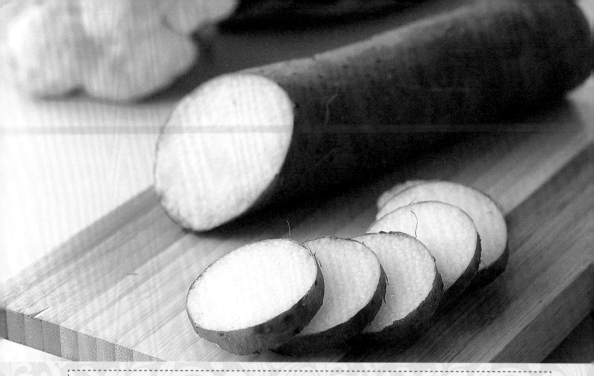

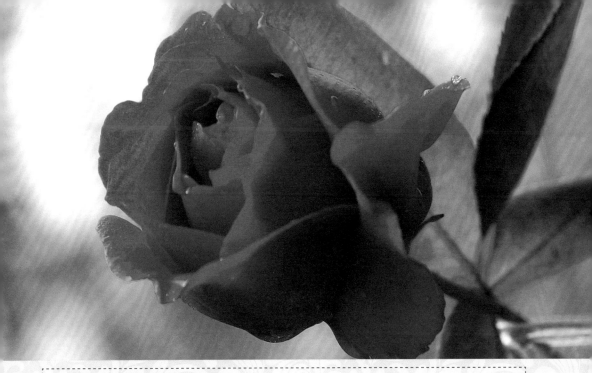

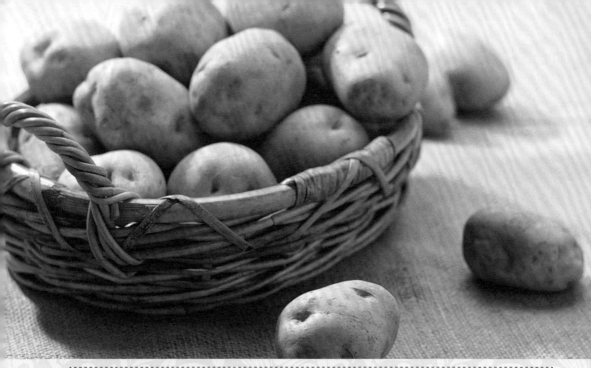

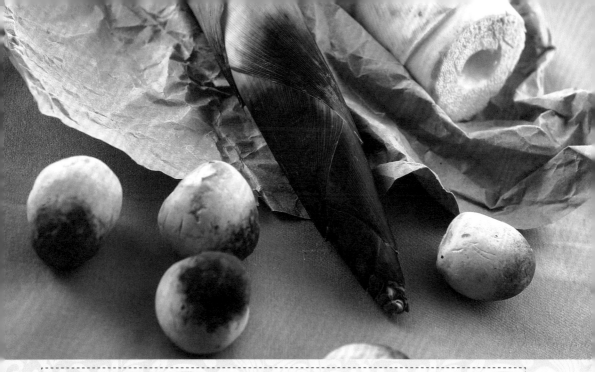

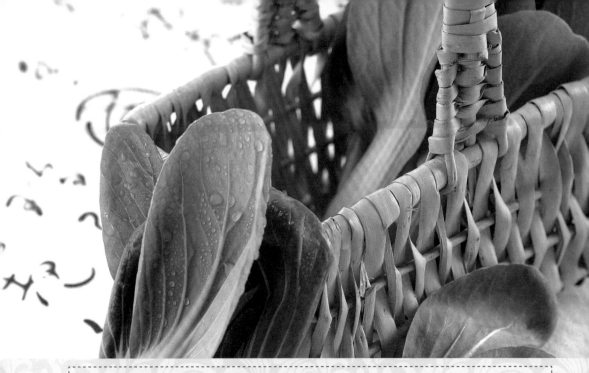

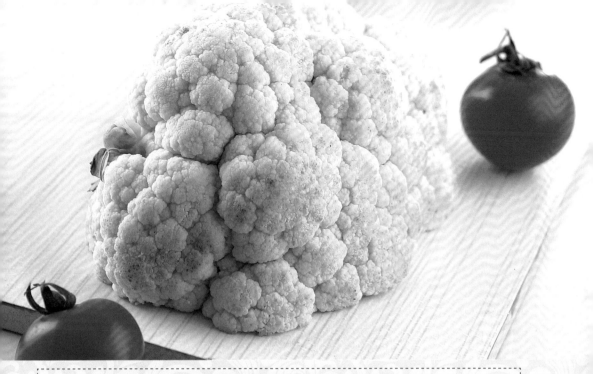

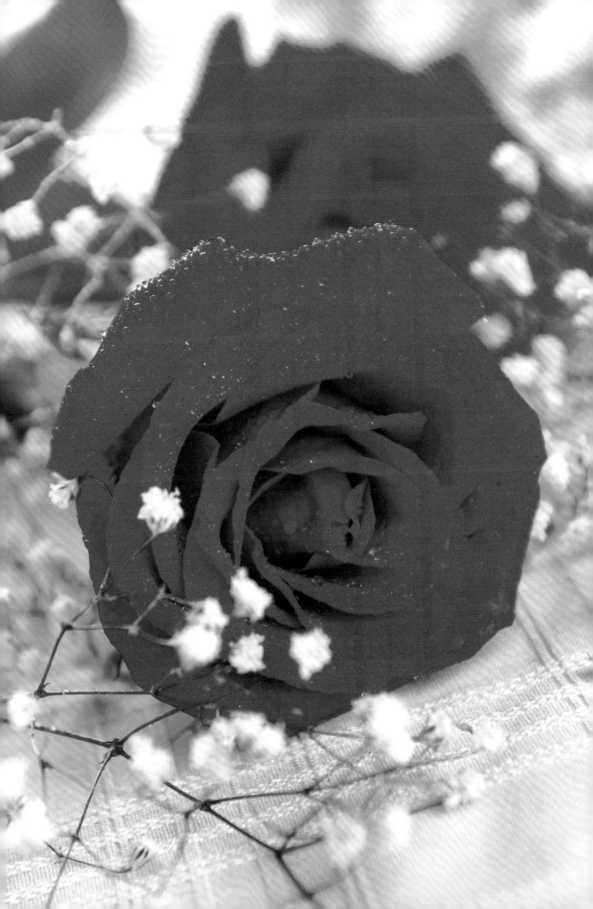

第一章

祛寒湿时辰表，从内而外美出来

　　"天之大宝，只此一丸红日；人之大宝，只此一息真阳"，说明阳气对人体的重要性。一天十二个时辰，人体十二条经脉，随着时辰的变化，不同经脉轮流"值班"，经脉中气血的盛衰环环相扣，十分有序。顺应大自然和人体的运行规律来祛除寒湿，事半功倍，让你从内而外美出来！

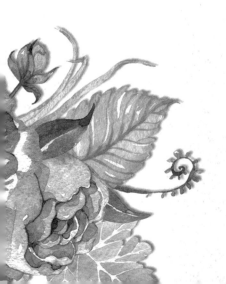

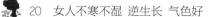

5:00~7:00
卯时
起床

贪睡

- 不利于阳气升发
- 久卧伤气

玩手机

- 眼睛还没有适应光线，伤眼睛
- 精神过于集中，可能会引起一过性大脑缺血缺氧

抽烟

- 室内空气不流通，极易引发慢性支气管炎
- 二手烟伤害家人健康

拉开窗帘

- 利于从睡眠状态清醒过来

叩齿

- 促进牙齿周围组织和牙髓腔部位的血液循环，健齿，固齿
- 活动面部肌肉，促进面部血液循环，美容
- 滋养肾中精气，使髓海得养，聪耳明目

喝温水

- 补充一整晚人体代谢失去的水分
- 湿润大肠，软化大便
- 促进血液循环，使大脑快速清醒

运动

- 加速血液循环，调整脏腑功能
- 排便更顺畅

王老师贴心叮嘱

冬天早起时，即便屋内暖气很好，从暖洋洋的被窝出来时，也应马上披一件暖暖的外套，这样身体的热量不会迅速散失，人体不易被寒邪入侵。夏天，因气候炎热，就好得多。

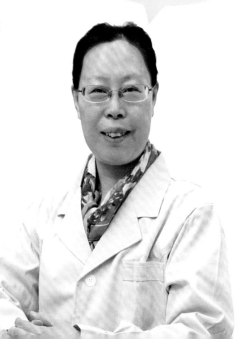

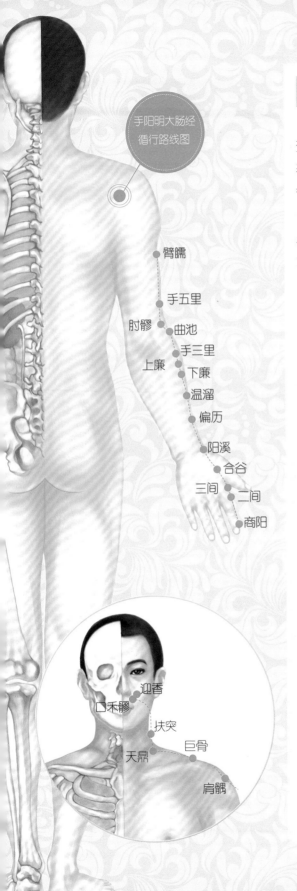

手阳明大肠经
循行路线图

臂臑

手五里

肘髎　曲池

上廉　手三里

下廉

温溜

偏历

阳溪

合谷

三间　二间

商阳

迎香

口禾髎

扶突

天鼎　巨骨

肩髃

保养大肠经的最佳方法和时间

大肠经位于上肢外侧，可有效预防皮肤病。拍打刺激大肠经是保养大肠的最佳方法，应沿大肠经的循行路线拍打，每天拍打1次，每次12分钟左右，双手交替进行。也可采用刮痧的方法将大肠内淤积的毒素刮出体外，尤其是二间、曲池等穴。

卯时（5:00~7:00）大肠蠕动，排出毒物渣滓。肺与大肠相表里。肺将充足的新鲜血液布满全身，紧接着促使大肠进入兴奋状态，完成吸收食物中的水分和营养、排出渣滓的过程。

清晨起床后最好养成排便的习惯。起床后先喝杯温开水，然后去卫生间把前一天积攒下来的废物排出体外。晨起一杯温水，也可稀释血液，有预防血栓形成的作用。

禁忌

孕妇不宜按摩合谷穴，更不可用针灸的方法。有文献记载，孕妇针刺合谷穴可能导致流产。

家备生姜，吃出温暖

老百姓中流传着这样的谚语："朝含三片姜，不用开药方""冬有生姜，不怕风霜""冬吃萝卜夏吃姜，不劳医生开药方""家备小姜，小病不慌"……生姜具有辛温发散、温胃止呕、温肺止咳等功效。生姜汁味辛，性温。散胃寒力量强，是非常经典的祛寒食材。

姜，女性怎么用

女性都知道如果痛经的话可以喝些姜糖水。为什么要放姜呢？咱们老祖宗说，生姜味辛，性温，意思就是生姜味道辛辣，性质也是偏温的。有个词叫"热胀冷缩"，这个词不仅可以运用在物体上，也可以用在人身上，从中医角度来讲就是"温热之物可助血液通畅，而酸涩之物则有收敛的功用"，所以生姜可以助血液畅通。血液通畅自然子宫就暖了起来，痛经症状也就会减轻了。在感冒发热时，很多人会用生姜煮汤喝，为什么要喝姜汤呢？因为这样可以发汗，把寒气逼出体外。体寒的人体内阴盛阳衰，需要补充阳气以平衡阴阳，所以经常吃生姜对体寒的女性是非常好的。

《本草纲目》中还讲了"干姜"。干姜有"治腰肾中疼冷、冷气，破血去风，通四肢关节，开五脏六腑，宣诸络脉，去风毒冷痹"的功效，药效比生姜更厉害，因体寒而痛经严重的女性也可以试试买一些干姜回来熬汤喝。

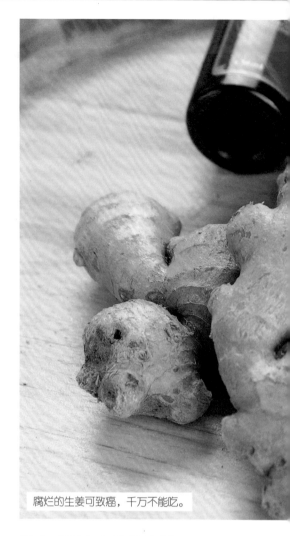

腐烂的生姜可致癌，千万不能吃。

风寒感冒也多选择生姜

在感冒发热时，很多人会用生姜煮汤喝，这样可以发汗，把寒气逼出体外。生姜性温，吃过后，身体会有发热的感觉。这是因为生姜能使血管扩张，血液循环加快，促使身上的毛孔张开排汗，这样不但能把多余的热带走，同时还能把体内的寒气一同带出。所以，对于气虚的人来说，如果因为受寒而感冒，生姜是食疗首选。

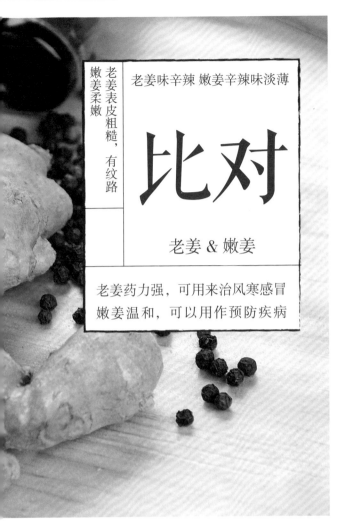

老姜味辛辣 嫩姜辛辣味淡薄

嫩姜柔嫩

老姜表皮粗糙，有纹路

比对

老姜 & 嫩姜

老姜药力强，可用来治风寒感冒

嫩姜温和，可以用作预防疾病

红枣姜糖水

材料：生姜 6 克，红糖 20 克。

做法：①将生姜洗净，切成片。②锅中加 2 碗水，烧开后放入姜片和红糖。③大火烧开后改小火，煮 10~15 分钟即可。

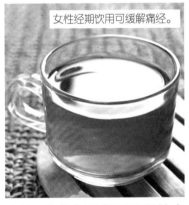

女性经期饮用可缓解痛经。

功效：生姜和红糖属于温性食材，可滋阴补阳，适合阳虚的人饮用，还有补血功效。

王老师贴心叮嘱

上次有个朋友跟我说，老是拉肚子，上网查了一下，说这种情况就是体寒，可以多煮姜汤喝，于是他就总是喝，后来不仅拉肚子的状况没消失，反倒是冒出了一脸痘。原因就在于喝太多姜汤，不但寒气没消，肝火也上来了，这样更棘手。

姜兼具药性，每天适量即可，过犹不及。

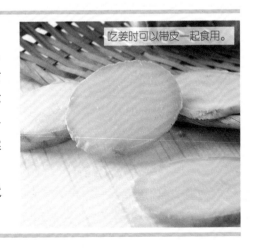

吃姜时可以带皮一起食用。

按摩腹部，排便顺畅

早起排便既然这么重要，怎么做才能更顺畅地排便呢？按摩腹部，正是一个简单方便易操作且极为有效的办法。现代医学认为，揉腹可增加腹肌和肠平滑肌的血流量，增加胃肠内壁肌肉的张力及淋巴系统功能，使胃肠等脏器的分泌功能活跃，从而加强对食物的消化、吸收和排泻，能明显地改善大小肠的蠕动功能，可起到增强排泻的作用，预防和缓解便秘。

我们都知道，腹部是指骨盆和胸部之间的身体部分，腹部又可分大腹、少腹、胁腹、脐腹、小腹。少腹，指的就是腹的下部，脐与骨盆之间这部分，此处皮肤下面有消化道和子宫附件等。阴道炎、宫颈炎、盆腔炎等妇科炎症通常都会有少腹胀痛的症状出现。

王老师贴心叮嘱

女性常常按摩腹部，不仅可以使滞留在腹间的浊气得以疏泄，促进消化道的蠕动，使排便更顺畅，还可增加少腹腔内脏血运，促进少腹内微循环，具有止痛调经的作用。此外，腹部按揉利于减肥。因为按揉腹部能刺激末梢神经，通过轻重快慢不同力度的按摩，使腹壁毛细血管畅通，促进脂肪消耗，达到良好的减肥效果。

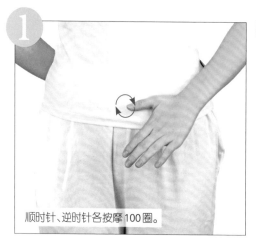

顺时针、逆时针各按摩100圈。

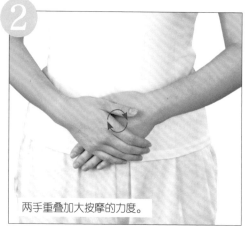

两手重叠加大按摩的力度。

一手以肚脐为中心，面积由小到大，手由轻到重、由慢到快，顺时针绕肚脐旋转按摩腹部100圈，再反方向按摩100圈。两个方向交替按摩15分钟，以肚皮发红，有热感为度。

将右手的掌心和左手的手背重叠，然后将左手的掌心紧紧地贴在下腹部的位置，稍微用力按照顺时针的方向按摩大约50圈，直到皮肤出现微微发热的情况就可以停止了。

扩胸运动，舒展胸中阳气

长期伏案工作的人，如办公室文员、程序员、编辑等，久坐不动，偶尔爬楼梯都觉得气喘吁吁的。这是因为我们的胸部不得舒展，日积月累，肺部组织的弹性降低，肺活量变小，心肺功能已经悄无声息地变弱了，严重者，甚至会出现支气管炎和心律不齐的症状。工作诚然重要，但身体是革命的本钱。伏案一族，如何避免出现这样的情况呢？ 一种既简单又有效的办法就是，常做扩胸运动。

常做扩胸运动不仅可以让胸中的阳气得以舒展，使胸部肌肉变得结实健美，还能促进胸部的正常发育，让乳房挺拔而富有弹性。同时有助于肺部排毒，提高肺活量。

王老师贴心叮嘱

上班族，也可以在洗漱的过程中，踢踢腿、转转腰。这样不仅节约时间，还活动了身体的关节。早上多运动，让身体的阳气升发，工作、学习才会更有精神。

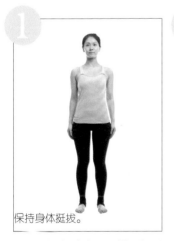

保持身体挺拔。

挺胸收腹站立，两脚分开与肩同宽，两臂自然下垂。

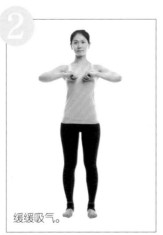

缓缓吸气。

两臂慢慢抬高至胸前，屈臂，两手平举呈一条水平线，两手握拳置于胸前。在此过程中缓缓吸气。

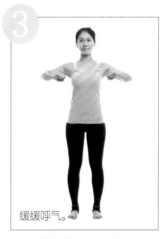

缓缓呼气。

两臂慢慢伸直，用力向前、向两侧、向后摆动。扩胸时缓缓呼气。

女性长发可保护后脑免受风邪的侵袭。

头发披肩，保护好三个"风穴"

现在有很多女性，早上起来的时候赶着上班，就三下五除二地把头发一绑，殊不知这样一个小动作，就丧失了头发对头部的保护作用。

《黄帝内经》中讲"广步于庭，披发缓行"不是没有道理的，女性留长头发其实也是自我保护的一种简单易行的手段。为什么这样说呢？解释这个道理前，跟大家介绍三个对于保暖防寒非常重要的穴位，也就是平时所讲的"三风穴"。三个"风穴"分别是风门穴、风府穴和风池穴。风门穴，风，风邪；门，门户，穴居易为风邪侵入之处，并善治风邪之证，能宣肺解表、益气固表，故被认为是风邪出入之门户。风府穴，风，风邪；府，处所，这个穴也是治风邪之处，能散风熄风，通关开窍。风池穴，风，风邪；池，池塘，穴在枕骨下，局部凹陷如池，乃祛风之要穴，能平肝熄风，祛风散毒。风府穴在颈后区，枕外隆突直下，两侧斜方肌之间凹陷中，取穴时可沿脊柱向上，入后发际上1横指处即是。

这三个穴位都在颈肩部，就是我们的后脑勺到背上部这一部位。我们刚起床的时候，身体的抵抗力还比较低，如果这几个穴位着凉了，就很容易让风邪入侵体内，长此以往，就特别容易体寒了。所以长头发对女性来讲是一种很好的保护，早上刚起床的时候，不要马上就把头发扎起来，让头发先发挥一下保护的作用吧，慢慢你会发现，后脑勺真的比以前要暖，之前有头痛的女性，头痛也会好很多。

早上第一杯水喝什么

从中医角度来讲，早晨身体内的阳气开始升发，就像是小火苗一样，到中午最旺。早晨这个时段的阳气，是需要保护的，这样一天阳气才能足，喝杯温开水有助于人的阳气渐升。而从现代医学来讲，早晨血液黏稠，最容易引发脑血栓等心血管疾病，而温水能降低血液浓度，预防这些疾病。记得一定要温的，不能太烫，也不能太凉。

体内有湿的人，可以喝薏米赤小豆水。薏米有利水、健脾、除痹、清热排脓的功效。如果大便干则用生薏仁，如果大便稀溏则用炒薏仁。赤小豆有利尿作用，对心脏病、肾病、水肿患者均有益。

排便不畅的人，可喝杯芹菜水。芹菜中含有丰富的膳食纤维，膳食纤维有很强的吸水性，吸水后可膨胀数倍，使大便变松变软，同时加速肠道的蠕动，利于排便。

教你两招，巧治便秘

常喝红薯粥。《本草纲目》记载，红薯"补虚乏，益气力，健脾胃，强肾阴""使人长寿少疾"。中医视红薯为良药，红薯含有大量不易被消化酶破坏的纤维素、果胶，可刺激消化液的分泌，让肠胃好好工作，从而起到通便的作用，对防治习惯性便秘特别有效。烤红薯不太容易消化，若熬成红薯粥，则老少皆宜。

空腹吃一些富含油脂的食物，如芝麻、核桃。芝麻，味甘，性平。具有"补肝肾，滋五脏，益精血，润肠燥"的功效。芝麻的含油量高达55%，其润滑肠道的功效自不在话下，可促进肠道蠕动，加快排便。

王老师贴心叮嘱

早上腹泻，从根治

原本说，卯时是人体大肠经最活跃的时候，这时候最适合排便，然而却有很多人，经常会早上拉肚子，特别是腹部稍微着凉了，立刻就"一泻千里"。中医把早晨起来拉肚子的现象叫作"五更泻"，"五更泻"又名"肾泄"，就是早上一醒来就肚子痛，然后拉肚子，拉完以后感觉身体被掏空了。

中医认为，"五更泻"主要是由肾阳不足、命门火衰、阴寒内盛所致，也就是肾阳虚引起的脾不运化所致。脾在运化的时候需要一种气来推动它，而这种气就是来自两肾之间的命门之火，命门之火不足，即肾阳不足，脾就失去了运化之力，不能帮助脾胃腐熟水谷，消化吸收，导致运化失常，从而出现腹泻。

可能有些朋友会问，不是男人才会肾不好吗？不是，女人也会肾不好。说到底，肾阳虚，就得补肾阳，祛寒，预防上需注意保暖、忌食生冷。季节交替时，早晚温差大，一定要当心别着凉，尤其要注意腹部及下肢的保暖。晚上睡觉时，一定要用被子盖好腹部。可以吃些生姜，中药可以选择四神丸。一般中药店都有卖，在买之前一定要问问医生是否适合自己服用。

7:00~9:00
辰时
吃早餐

喝冷饮
- 寒凉之物不利于阳气升发
- 刺激胃肠道，易引起突发性挛缩

吃油炸食品
- 油脂偏高，不利于消化
- 高温反复油炸，会产生致癌物质
- 油炸食品中，常添加明矾等疏松剂，其中的铝元素会影响大脑发育

吃香蕉
- 使血液中镁含量增加，对心血管产生抑制作用
- 香蕉润肠，会引发腹泻

吃零食
- 零食多为干食，不利于消化吸收
- 营养不充足，长期食用导致体质下降

边走边吃
- 将空气中的尘埃、微生物等吃进肚子，不卫生
- 胃肠供血不足，不利于消化吸收

喝粥
- 既补充水分，又补充营养
- 利于肠道吸收，养胃
- 促进气机升发

王老师贴心叮嘱
早餐，是一天中最重要的一餐。除了喝粥之外，可以吃个煮鸡蛋或者荷包蛋，既补充了水分、碳水化合物，又摄入了足够的蛋白质，使整个上午能量满满。

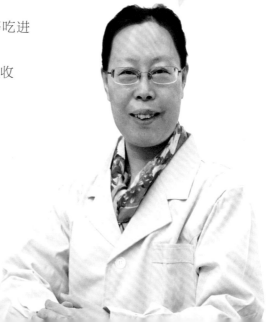

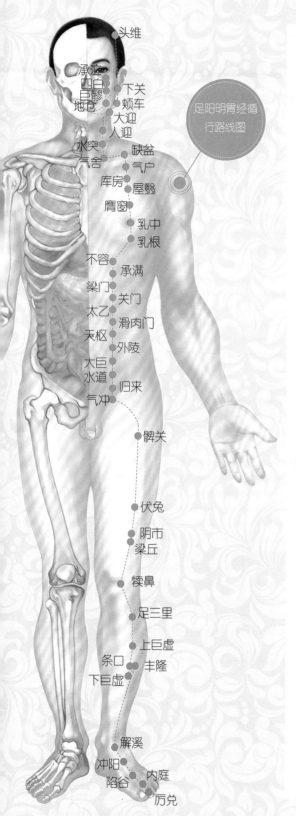

头维
承泣
四白
巨髎
地仓
下关
颊车
大迎
人迎
水突
气舍
缺盆
气户
库房
屋翳
膺窗
乳中
乳根
不容
承满
梁门
关门
太乙
滑肉门
天枢
外陵
大巨
水道
归来
气冲
髀关
伏兔
阴市
梁丘
犊鼻
足三里
上巨虚
条口
丰隆
下巨虚
解溪
冲阳
陷谷
内庭
厉兑

足阳明胃经循行路线图

保养胃经的最佳方法和时间

胃经是位于人体正面，从头至脚的一条线路。对于胃经，可采取拍打刺激的方式梳理经络气血，脸上重点穴位可用食指或中指揉按 1 分钟，掌握拍打力度，腿部可适当加重，每天 3 次（辰时、饭后 1 小时、睡前 1 小时），每次 5~10 分钟即可。也可用艾灸的方法缓解身体不适。

辰时（7:00~9:00）吃早餐，补充能量肠胃安。人在此时段吃早餐最容易消化，吸收也最好。早餐可安排温和养胃的食品，如稀粥、麦片等。饭后 1 小时循按胃经可以启动人体的"发电系统"，以调节人体的胃肠功能。

禁忌

过于燥热的食品容易引起胃火盛，出现嘴唇干裂、唇疮等问题。但也要尽量避免胃寒，以免影响保养效果。

祛湿去脂，首选燕麦

《本草纲目》记载，燕麦多为野生，因燕雀所食，故名燕麦。燕麦主要有两种，一种是皮燕麦，一种是裸燕麦。裸燕麦俗称油麦，即莜麦。内蒙古武川县是世界裸燕麦的发源地，被誉为中国的"燕麦故乡"。"雁北三大宝，莜麦、山药、大皮袄"，在谷类作物中，燕麦就是这样出类拔萃。

燕麦，怎么吃更好

燕麦，其水溶性膳食纤维含量是小麦的 4.7 倍，是玉米的 7.7 倍，祛湿去脂能力强。水溶性膳食纤维可使摄入的热能减少，最终使体内脂肪消耗而达到去脂的作用。

燕麦营养丰富，但不容易消化，所以，燕麦制品再香美，食用时也一定要恪守少量的原则，成人每天吃 40 克左右即可。燕麦经深加工，可制成燕麦米、燕麦粉、燕麦片、燕麦饼干、即食燕麦、燕麦面条、燕麦糕点等。百姓家里，会将莜面炒熟加糖或加盐做成炒面。

燕麦片在生活中比较常见，可分为冲泡型和水煮型。水煮型燕麦片，食用时要避免长时间高温煮，以免破坏维生素，造成营养流失。生麦片，煮 20~30 分钟即可；熟麦片，煮 5 分钟左右即可；熟燕麦片与牛奶同煮时，只要 3 分钟就可以了。

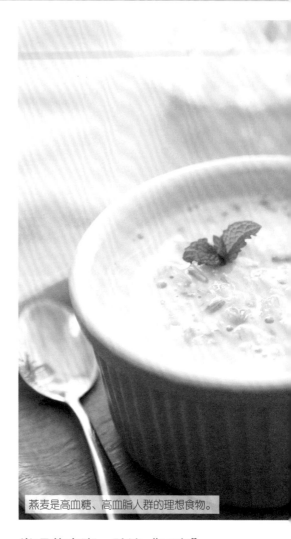

燕麦是高血糖、高血脂人群的理想食物。

常喝燕麦粥，防治"三高"

燕麦强大的祛湿去脂能力，可防治困扰现代人的高血压、高脂血症、糖尿病等"富贵病"。裸燕麦含有丰富的亚油酸、β-葡聚糖和皂素，对降低血压、降低血清胆固醇、治疗 2 型糖尿病有很好的辅助效果，对"三高"人群来说，燕麦简直是大自然的馈赠。但是吃燕麦一次不宜太多，否则会造成胃痉挛或是胀气，最佳食用量是每日 40 克左右。

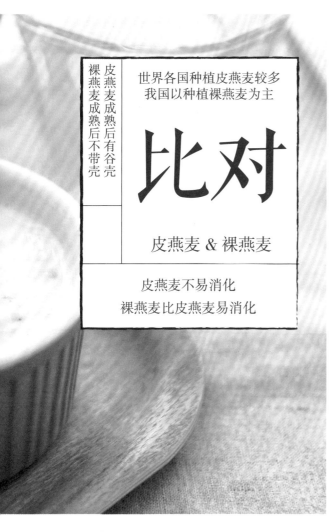

比对

世界各国种植皮燕麦较多
我国以种植裸燕麦为主

皮燕麦成熟后有谷壳

裸燕麦成熟后不带壳

皮燕麦 & 裸燕麦

皮燕麦不易消化
裸燕麦比皮燕麦易消化

小米燕麦粥

材料：小米 100 克，生燕麦 50
克，红枣 3 个。

做法：①将生燕麦放入水中，浸
泡 20 分钟。②小米淘洗干净，
红枣洗净去核。③将小米、燕麦、
红枣一起放入锅中，大火烧开后
改小火，煮 15~20 分钟即可。

小米、燕麦补血养颜。

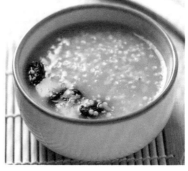

功效：燕麦与小米同食，可以补
肾气、益腰膝，增强体力，还可
安心养神、滋阴养颜。

王老师贴心叮嘱

　　早上在洗漱之前，煮上一份小米燕
麦粥、燕麦冰糖莲子粥或山药燕麦粥，
既简单又美味。吃上这样一份早餐，会
让你从内而外变得更美。燕麦里有一
种可溶性纤维，是由一系列葡萄糖分子
聚合而成的非淀粉类多糖，这就是 β-
葡聚糖，它拥有多种独特的保健功能，
可防感冒，保护肠道，抗辐射等。

可搭配莲子食用。

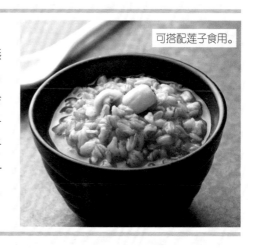

山中之药——山药

山药名字的由来，有一个传奇的故事。古时候，焦作一带的一个小国被大国入侵，因军力不足，将士们战败逃入深山，不巧碰到大雪封山。绝望之时，一位士兵抱来如树根一样的东西，说是从地里挖的，吃起来非常甜。将士们饱餐之后，体力大增。战马吃了这种植物的藤蔓、叶枝后，也变得强壮无比。于是将士们冲出深山，夺回了失地。为了纪念这种植物，遂将其取名"山遇"，意思是在山中遇到的东西。后来人们发现"山遇"有治病健身的效果，遂将其改名为"山药"。

去皮山药，怎样才能不变黑

《本草纲目》载，山药能"益肾气、健脾胃、止泻痢、化痰涎、润皮毛"。山药有很好的保健作用，是补虚佳品，既可以作为主食，又可以做成菜肴，还可以做成糖葫芦，体寒的人食用可以用来除寒。山药在去皮之后，很容易变黑，这是因为山药里面的酚类物质与空气中的氧气接触，发生了氧化反应，生成了深色的醌类物质。不想让山药变黑，方法很简单。将削好皮的山药放入冷水中，使其不与空气中的氧接触，就不会变色了。也可以放入热水中，这样不仅可以防止变黑，还能稀释黏液中的生物碱，防止过敏。

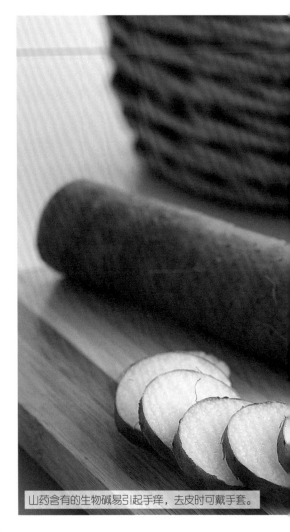

山药含有的生物碱易引起手痒，去皮时可戴手套。

补虚，选铁棍山药

《神农本草经》记载："山药以河南怀庆者良。"河南怀庆，即今河南焦作一带。怀山药中的山药多糖、尿囊素、蛋白质、皂苷、铁、钙、锌及各种氨基酸含量都比其他山药高，而 γ-氨基丁酸更是怀山药独有的。γ-氨基丁酸，能促进脑的活化性，补充人体抑制性神经递质，具有良好的补智益脑、降血压的功效。铁棍山药是怀山药中的极品，有滋养强壮、助消化、敛虚汗、止泻的功效，主治脾虚腹泻、肺虚咳嗽等。

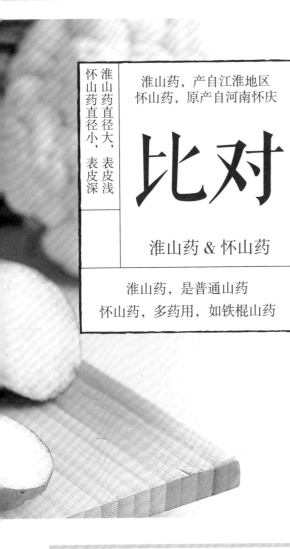

淮山药，产自江淮地区
怀山药，原产自河南怀庆

淮山药直径大，表皮浅	怀山药直径小，表皮深

比对

淮山药 & 怀山药

淮山药，是普通山药
怀山药，多药用，如铁棍山药

薏米山药粥

材料：铁棍山药、薏米各60克，粳米100克。

做法：①薏米洗净，浸泡一夜。②山药洗净，去皮，切丁；粳米洗净。③所有食材一起放入锅中，大火烧开后改小火，煮15~20分钟即可。

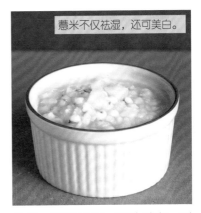

薏米不仅祛湿，还可美白。

功效：健脾祛湿、滋补肺肾，适合于有大便溏泻、全身无力、心悸气短等症状者食用。

王老师贴心叮嘱

有些脾胃虚弱的女性到了天气冷的时候，就常常出现食少腹胀、少气懒言、大便稀溏、肢体倦怠等症状，可以试试薏米山药粥。另外，山药能生津润燥，有滋养皮肤、毛发的功能，故有美容作用。一到秋天，女性皮肤容易干燥，毛发枯槁，容颜失华，多吃山药，能润泽皮肤和毛发。

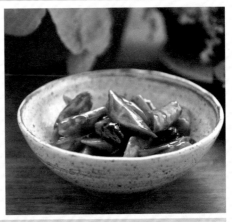

每天都喝豆浆，竟然喝错了

最早的豆浆是西汉淮南王刘安所制。相传刘安是孝子，其母患病期间，不思饮食。刘安便将泡好的黄豆磨碎、过滤，然后煮沸后呈递给母亲喝，刘母的病很快就好了，从此豆浆就在民间流行开来。豆浆，除含有丰富的植物蛋白和磷脂，还含有维生素 B_1、维生素 B_2、维生素 B_3 及铁、钙等矿物质，且易于消化吸收，是非常具有中国特色的食品。

五谷豆浆，喝出新高度

豆浆，是一种老少皆宜、四季皆可的饮品。除了传统的黄豆豆浆以外，用黑豆、红豆、绿豆等五谷杂粮磨制的豆浆，也得到了不少人的喜爱。

选择豆浆时，除了根据个人口味，也应该选择更利于自身体质的。由黄豆、黑豆磨成的豆浆，其中含有植物性雌激素，不宜每天饮用，尤其不适合有子宫肌瘤的女性；绿豆性寒，绿豆豆浆，并不适合体寒者饮用，以免寒凝血瘀引起痛经等不适；红豆豆浆，有健脾祛湿、补虚润燥、清肺化痰、通淋利尿、润肤美容之功效，适宜体湿者饮用。

此外，花生、核桃、黑芝麻、杏仁、红枣、枸杞等常被拿来榨豆浆。想要祛湿美白的女性，可以榨些薏米蜂蜜豆浆来喝；想要头发秀美的女性，可以自制一些黑芝麻豆浆；想要让双眸如珍珠般明亮的女性，可以喝一些枸杞红枣豆浆……

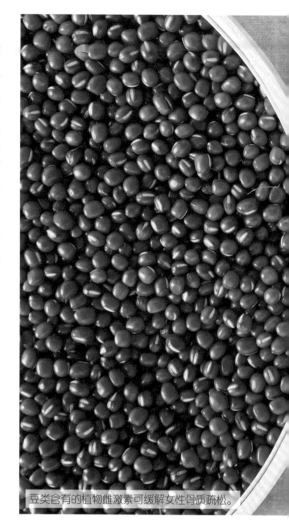

豆类含有的植物雌激素可缓解女性骨质疏松。

豆渣的妙用

榨豆浆时每次都会剩下豆渣，通常我们都把它作为垃圾处理掉了。其实，豆渣是大有用处的。首先，豆渣中含有大量的膳食纤维，可以用来防治便秘；其次，豆渣可用来美容。豆渣的细微颗粒是温和的去角质产品，柔软细腻，对肌肤零伤害。豆渣中含有丰富的 B 族维生素、维生素 D、维生素 E，加些蜂蜜就是纯天然的面膜了，可以使皮肤更细嫩有弹性。

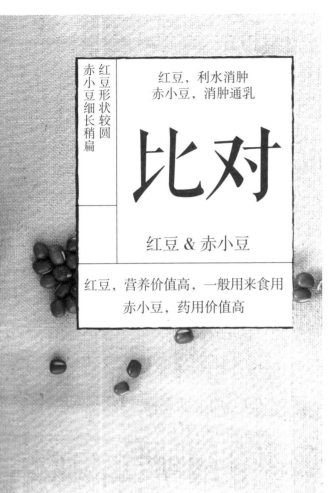

	红豆，利水消肿 赤小豆，消肿通乳
赤小豆形状较圆 赤小豆细长稍扁	比对
	红豆 & 赤小豆
红豆，营养价值高，一般用来食用 赤小豆，药用价值高	

红豆豆浆

材料：红豆 100 克，白糖适量。

做法：①红豆淘洗干净，提前浸泡一夜。②将红豆捞出，用水冲净，放入豆浆机中。③放入适量的水，开启豆浆机。④将打磨好的豆浆过滤隔渣，加入适量的白糖即可。

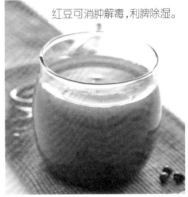

红豆可消肿解毒，利脾除湿。

功效：红豆富含铁质，喝红豆豆浆有补血、促进血液循环、增强抵抗力的效果。

王老师贴心叮嘱

前不久，有个朋友和我说，早上时间太赶了，就在晚上榨了豆浆，放在保温瓶内，想第二天早上喝。不曾想第二天刚喝一口，就觉得味道不太对，但又不想浪费，就全喝了，结果一上午都在闹肚子。我对她说，豆浆容易变质，最好随煮随喝。

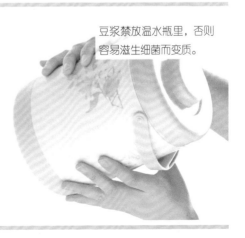

豆浆禁放温水瓶里，否则容易滋生细菌而变质。

夏天，空调开得太低
- 外寒侵袭人体
- 损伤人体阳气

穿拖鞋
- 足跟受风寒，诱发足后跟痛
- 病从脚上起，脚底受凉百病侵

久坐不动
- 肌肉会变得无力，不耐劳
- 伤脾气，脾湿运化失衡

口渴不饮
- 导致尿液浓缩，易患肾结石
- 毒素沉积，影响肝功能

思虑过度
- 气结不行，影响脾的运化

晒被子
- 大自然阳气旺盛，没有潮气
- 紫外线强烈，可以杀菌

吃补阳药
- 脾经旺，利于补药的消化吸收

9:00~11:00
巳时
工作黄金时间

王老师贴心叮嘱

巳时吃补阳药最有效。巳时，人体阳气升发，如果此时还睡不醒，则说明体内阳气不足，可适当吃些补中益气丸或者金匮肾气丸，人体阳气充足，会推动寒湿从体内代谢出去。

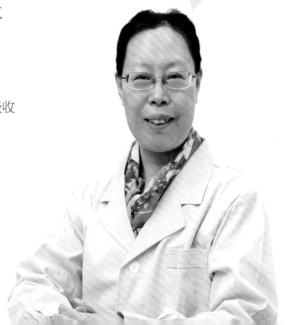

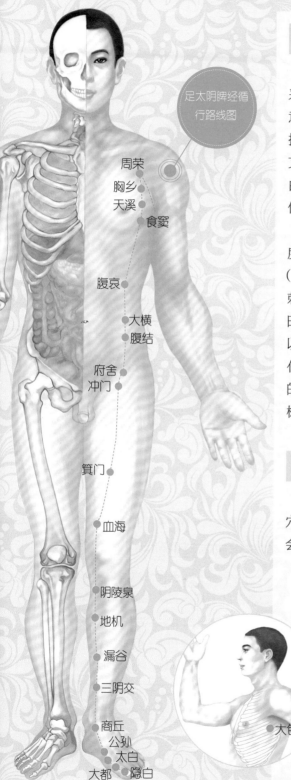

足太阴脾经循
行路线图

周荣
胸乡
天溪
食窦

腹哀

大横
腹结

府舍
冲门

箕门

血海

阴陵泉
地机
漏谷
三阴交
商丘
公孙
太白
大都 隐白

大包

保养脾经的最佳方法和时间

脾经在人体的正面和侧面，可采用拍打刺激的方式保养，但需注意拍打的力度要适中。每天上午拍打，每侧 10 分钟左右；也可采用艾条灸的方法刺激穴位，尤其是隐白穴，通过艾灸可起到很好的止血作用。

脾是消化、吸收、排泻的总调度，又是人体血液的统领。巳时（9:00~11:00）轮脾经值班，此时拍打刺激脾经就是对脾最好的保养。此时不要食用燥热及辛辣刺激性食物，以免伤胃败脾。脾的功能好，则消化吸收好，血液质量好，嘴唇是红润的。唇白标志血气不足，唇暗、唇紫标志寒入脾经。

禁忌

孕妇不宜按摩脾经上的三阴交穴。有文献记载，合按三阴交与合谷，会导致流产，故慎用。

喝水！工作再忙，也要喝水

喝水对维持生命体新陈代谢十分重要。水分进入人体后，主要用于补充细胞内液和细胞外液，进而参与人体各种生理活动。缺水时，除感到口渴外，会出现皮肤干燥、唇裂、无力、尿少、头晕、头痛等现象，严重时还会出现发热、烦躁不安等精神症状。水分不足会导致胃肠消化、血液输送营养、体液浓度调节等的功能失常，还可能引发腰酸背痛及变形性膝关节症、关节炎等疾病。喝水，能滋润全身，促进全身的气血运行，同时有利于身体毒素的排出。

八杯水，是多少毫升

健康成年人每天需水量约为1600~2500毫升，水杯容量通常有250毫升，但每次倒水不可能倒得满满的，八分满每杯就是200毫升，每天喝八杯水就是这样来的。

什么时候喝更合理呢？第一杯水，早上起床后；第二杯水，9点，也就是开始工作前；第三杯水，11点30分，也就是午餐前的半小时；第四杯水，13点30分，可以促进午餐的消化吸收；第五杯水，15点30分，也就是吃下午茶时间；第六杯水，17点30分，即下班时间；第七杯水，19点30分，消消心火；第八杯水，20点15分，即睡前2小时内，预防血稠。

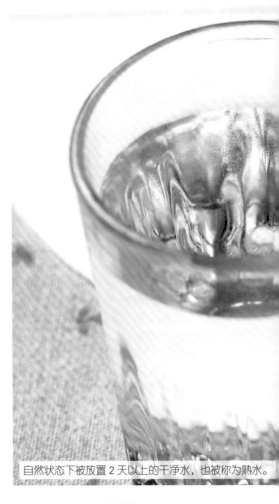

自然状态下被放置2天以上的干净水，也被称为熟水。

热水可不是万能的

感冒了？多喝热水。发热了？多喝热水。肚子疼？多喝热水。热水对感冒、发热、胃痛真的有用吗？不错，多喝热水能增强身体新陈代谢，促进病毒和寒气的排出，对感冒、发热、肚子痛确实有缓解的作用。但是，热水可不是万能的。身体免疫能力强的人，多喝热水，发发汗，确实能恢复健康。但体质不佳的人，一定要去医院，配合医生治疗，以免延误病情。

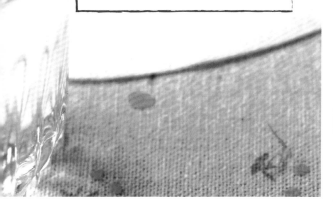

生水，未经煮沸的水
熟水，已经煮沸的水

比对

生水 & 熟水

生水晃动后有气泡
熟水晃动后无气泡

生水不卫生，最好不要饮用
熟水，可直接饮用

白豆蔻熟水

材料：白豆蔻 10 粒。

做法：①白豆蔻洗净，放入瓷杯中。②水烧沸后，倾入瓷杯中。③盖盖儿，闷片刻，即可代茶饮用。

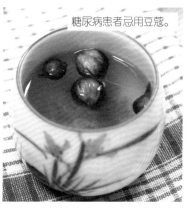

糖尿病患者忌用豆蔻。

功效：白豆蔻有化湿行气、暖胃消滞的作用。长夏饮用，既能健脾开胃，还有止呕的功效。

王老师贴心叮嘱

　　熟水，也指用天然原料煎泡而成的饮料。我国著名词人李清照，在长夏时节就常喝白豆蔻熟水。因为她是暑湿脾虚的体质。白豆蔻熟水祛湿效果明显，且有芳香气味。中药方剂中，常见的熟水还有丁香熟水、砂仁熟水、草果熟水，这些都具有消暑、止渴、行气的效果。

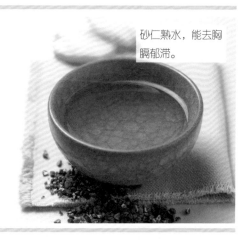

砂仁熟水，能去胸膈郁滞。

祛斑，喝玫瑰花茶

玫瑰花，花色艳丽，花香芬芳，品种繁多，常见的有红玫瑰、紫玫瑰、黄玫瑰、白玫瑰、黑玫瑰、蓝玫瑰等。玫瑰象征着美丽和爱情，这是很多女孩子都知道的，但玫瑰花在美容养颜方面的神奇功效，你是不是还没有运用过？

高能的玫瑰花

《食物本草》记载："玫瑰花，味甘、微苦，温，无毒。主利脾肺，益肝胆，辟邪之气。食之芳香甘美，令人神爽。"

脸上长色斑，怎么看都不舒服。有些爱美的女性，也曾去打过激光，花钱不说，过不了多久又复发，真是让人苦恼。其实，玫瑰花就可以帮你摆脱这个苦恼。

首先，我们先了解一下色斑。色斑也称肝斑，为面部的黄褐色色素沉着，多分布于颧颊部。生活中，男性长色斑的很少见，为什么色斑多见于女性呢？这是因为色斑是由雌激素过高引起的。现代女性，生活压力大，饮食、生活方式不节律，有时又会吃一些含激素的保健品，都会造成体内雌激素过高。

玫瑰花气味芳香，既可以疏肝理气，又可以活血散瘀，有柔肝醒脾、行气活血的功效，主要适合于肝胃不和导致的胁痛脘闷、胃脘胀痛、经前乳房胀痛及内分泌不调。

玫瑰花水，疏肝郁，散血瘀，促进气血运行。可使黄褐色色素分泌减少，不易沉着。长期饮用，可使色斑淡化或消失。

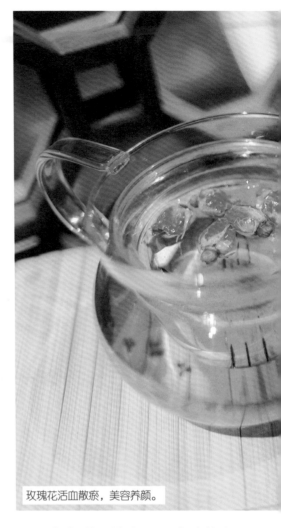

玫瑰花活血散瘀，美容养颜。

患子宫内膜异位症，喝玫瑰花水

气滞血瘀是子宫内膜异位症的主要原因之一，因此，不妨常喝玫瑰花水来进行食疗。玫瑰花水具有很好的疏肝理气、活血散瘀的功效，这不仅有助于促进子宫内膜异位症好转，也有助于改善月经不调、胸腹疼痛、食欲缺乏或恶心、呕吐等状况，是女性朋友不错的饮品选择。

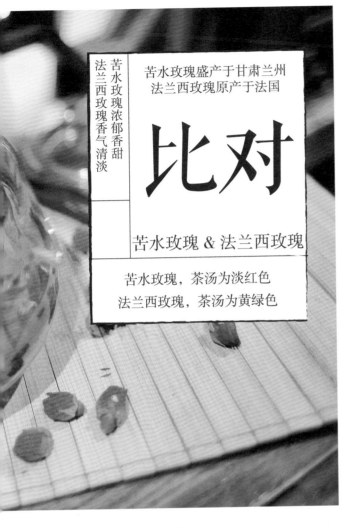

苦水玫瑰盛产于甘肃兰州
法兰西玫瑰原产于法国

苦水玫瑰浓郁香甜
法兰西玫瑰香气清淡

比对

苦水玫瑰 & 法兰西玫瑰

苦水玫瑰，茶汤为淡红色
法兰西玫瑰，茶汤为黄绿色

玫瑰花茶

材料：苦水玫瑰 4~6 朵，蜂蜜适量。

做法：①先用水将玫瑰花轻轻冲洗一下，放入玻璃杯中。②向杯中倒入开水，八分满即可。③浸泡 3~5 分钟后，略温时加蜂蜜适量，调匀后即可。

孕妇不宜服用玫瑰花茶。

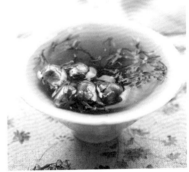

功效：美容美颜、缓和情绪、纾解抑郁、改善睡眠。

王老师贴心叮嘱

　　很多花不仅有观赏价值，还有药用价值。清代医学家赵学敏在著录《本草纲目拾遗》时，特别收录了花部，其中较常见的花有梅花、水仙花、玫瑰花、玉簪花、丁香花、紫茉莉等。梅花、丁香花、紫茉莉可用来配置祛寒方，对女性月经量少、经期延迟有很好的疗效。

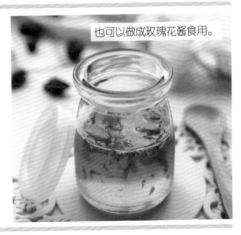

也可以做成玫瑰花酱食用。

艾灸神阙穴、气海穴、脾俞穴

体寒的人体内"天寒地冻",血液流动缓慢,就很容易凝聚,凝聚以后就"无形变有形"了,中医叫"癥积聚"。这种有形的肿块,很可能就是肿瘤,常见的有卵巢囊肿、子宫肌瘤、子宫内膜异位等。如果女性痛经厉害,大部分情况与寒有密切关系。节假日在家休息时,可以在上午 9:00~11:00 的时候使用艾灸疗法,艾灸可以选择神阙穴、气海穴、脾俞穴。

上午 9:00~11:00,人体阳气正在升发,湿寒容易从体内排出,湿寒排出体外,血液就不会出现瘀滞了。在《神农本草经》中有记载:"艾叶具有温经止血、祛寒止痛之功效,以之灸火,能透诸经而除百病。"艾灸有温经通络、行气活血、祛湿除寒、消肿散结、回阳救逆及防病保健等功效。

王老师贴心叮嘱

想除湿,先健脾。脾主运化水湿,配合肺、肾、三焦、膀胱等脏腑,维持水液代谢的平衡。湿盛则易伤脾阳,影响健运,导致泄泻、四肢困乏等症的产生。脾气强健,水湿代谢循环就会很好。此时艾灸最有效的穴位就是神阙穴、气海穴、脾俞穴。

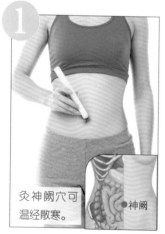

灸神阙穴可温经散寒。

神阙穴在脐区,脐中央。找到神阙穴后,每天用艾灸条灸 10~20 分钟,能够温经散寒,缓解女性痛经、月经不调等症。

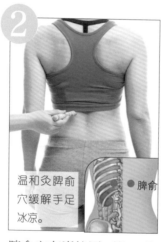

温和灸脾俞穴缓解手足冰凉。

脾俞穴在脊柱区,第 11 胸椎棘突下,后正中线旁开 1.5 寸。每天艾灸 10~20 分钟,能缓解手足冰凉、胃寒凉、寒湿泄泻等。

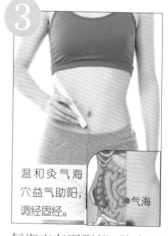

温和灸气海穴益气助阳,调经固经。

气海穴在下腹部,脐中下 1.5 寸,前正中线上。肚脐与关元之间的中点处。每天用艾灸条温和灸 10~20 分钟,益气助阳,调经固经。

阴面办公，多拍打脾经

阴面房间，缺少太阳的照射，多有阴寒。在阴面办公，极易损伤人体的阳气。此外，"久坐伤肉"，长期坐在办公桌前工作，不活动，肌肉就得不到锻炼，人体新陈代谢缓慢，可恶的寒湿将乘虚而入，天长日久会引起脾虚。"久坐伤肉"，最终伤的正是脾。可是工作环境，往往不是我们能选择的，在阴面办公，怎样才能保持健康呢？既然久坐伤脾，那我们就多拍打脾经，脾经舒畅了，气血循环起来，寒湿就随着新陈代谢排出体外了。

足太阴脾经，一侧21个穴位，左右两侧共42个穴位。首穴隐白，末穴大包。

王老师贴心叮嘱

中医认为脾主运化，为后天之本，对于维持消化功能及将食物化为气血起着重要作用。脾经是阴经，在人体内侧，平时多敲敲脾经使其通畅，可增强脾经的运化功能，补充因久坐损耗的元气。脾主统血，脾气旺盛的人，面色红润，对于女性来说，脾经是健康的守护神。

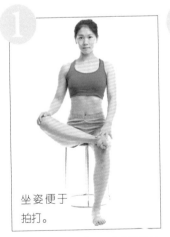

坐姿便于拍打。

脾经起于足大趾内侧端的隐白穴，沿小腿内侧正中线上行，进入大腿内侧前缘到腹部。图示这个坐姿，可暴露脾经，便于拍打。

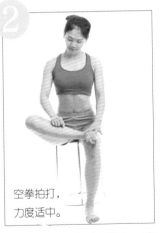

空拳拍打，力度适中。

手握空拳，由上而下一路拍打，力度要适中，拍打大腿部位时可以稍稍用力。拍打10分钟后，换另一侧进行拍打，手法一样。

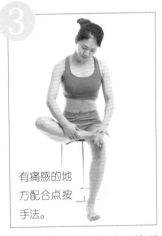

有痛感的地方配合点按手法。

如果拍打时有痛感，说明脾经上有不通的地方，可辅之以点按的方法对其进行按揉，打通瘀堵的穴位，从而使脾经气血通畅。

过食肥甘厚味

- 增加胃肠负担
- 导致脾运化失常
- 体内湿气越来越重

做剧烈运动

- 加重心脏负担
- 引起心悸、心律失常、头晕等不良反应
- 夏季易中暑

洗澡

- 大自然和人体的阳气都处于最旺盛阶段，湿气很难侵入人体

听轻音乐

- 舒缓神经，消除工作紧张
- 可以帮助进入午休状态

午休

- 消除紧张，降血压
- 舒缓心血管系统，保护心脏

11:00~13:00

午时

吃午饭睡午觉

王老师贴心叮嘱

午时小憩养心神。应午休半小时左右，不做剧烈运动，不要吃了午饭马上工作。如果前一天晚上加班到半夜还没睡觉，那此时更应该午休了，俗称"子午觉"，即子时未睡以午时补眠，这样下午工作才会有效率。

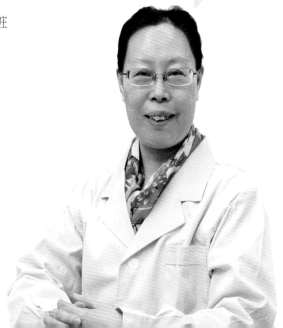

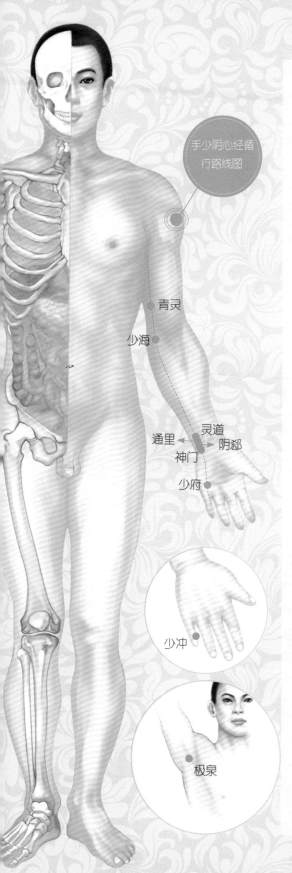

手少阴心经循行路线图

青灵

少海

通里　灵道

神门　阴郄

少府

少冲

极泉

保养心经的最佳方法和时间

心经位于手臂内侧，左右共 18 穴。可在饭前轻轻拍打心经循行路线上的穴位，拍打时五指并拢微屈叩打，以感觉舒适为宜，要掌控好操作方式。每次 3~5 分钟即可。

午时（11:00~13:00）是心经当令的时间，此时不宜做剧烈运动，人在午时睡片刻，对于养心大有好处，可使下午至晚上精力充沛。可以静卧闭目养神或小睡一会儿，即使睡不着，只闭上眼睛养神，对身体也很有好处。

禁忌

午睡虽好，但不宜超过 1 小时，否则易引起晚上失眠。另外，午餐时不要吃得太多，凡事过犹不及。

比肉还好吃的营养餐——一品豆腐

前文中曾介绍豆浆是淮南王刘安发明的，接下来我们要说的豆腐，也是他老人家发明的。在淮南民间，有一句歇后语："刘安做豆腐——因错而成。"刘安崇尚道教，痴迷炼丹之术，在八公山上烧药炼长生不老丹时，不小心将石膏撒到了豆汁中，豆汁发生了化学变化，最终凝成乳白色的固体，史上第一盘豆腐就这样诞生了。李时珍在编写《本草纲目》时，还专门记录了这一点："豆腐之法，始于汉淮南王刘安。凡黑豆、黄豆及白豆、泥豆、豌豆、绿豆之类，皆可为之。"

豆腐得味，远胜燕窝

豆腐，素有"植物肉"之美称。大美食家、大才子袁枚在《随园食单》中写道："豆腐得味，远胜燕窝。"豆腐既可以作为主料单独成菜，又可以作为辅料，烹制出各种菜肴、小吃。将豆腐切成块状、片状、条状或丁状，通过拌、炒、炸或炖，制成凉菜、热菜、汤羹或者火锅。

中华料理颠扑不破的烹调之妙正是"有味者使出，无味者使之入"。豆腐作为烹饪原料属"无味者"，在烹调过程中需"使之入"，及将有味者渗入，以补其味。怎样让豆腐入味呢？将豆腐放入盐水中泡3分钟即可。

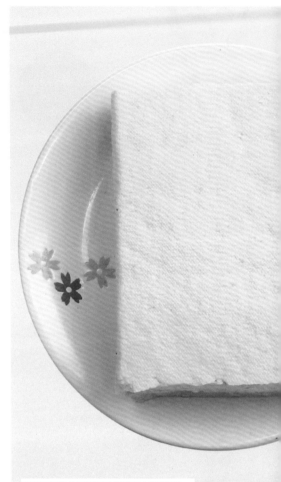

豆腐中的大豆卵磷脂利于大脑发育。

米饭＋豆腐，竟是绝配

与动物蛋白质相比，粳米中的蛋白质由于缺乏赖氨酸和苏氨酸，被称为不完全蛋白质。不过，黄豆中的赖氨酸含量特别丰富。如果吃米饭的时候同时吃豆腐，恰好可以弥补粳米蛋白质的不足。不仅如此，黄豆中缺乏蛋氨酸的问题又可以通过粳米中丰富的蛋氨酸得以解决，使二者的营养完美互补。所以，想要获得完全蛋白质营养的女孩，在吃米饭的时候，可以吃一些豆腐来佐餐。

南豆腐软嫩细腻 北豆腐韧度较强	南豆腐的成型剂是石膏液 北豆腐的成型剂是卤水 **比对**
	南豆腐 & 北豆腐
	南豆腐，适合做汤 北豆腐，适合炒菜

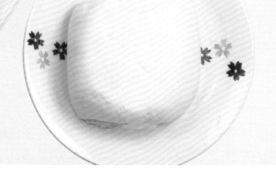

一品豆腐

材料：豆腐 1 块，蒜蓉、香葱末、高汤、盐、生抽各适量。

做法：①豆腐切成约 1 厘米厚的片，摆盘。②蒜蓉、香葱末、香油、高汤、盐、生抽拌匀，倒在豆腐上。③水烧开，入炉蒸 10 分钟左右，撒上葱花即可。

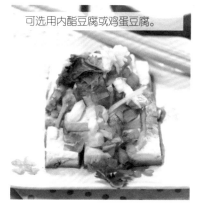

可选用内酯豆腐或鸡蛋豆腐。

功效：有宽中益气、和脾胃、消胀满、下大肠浊气、清热散血等功效。

王老师贴心叮嘱

豆腐对女性非常有益，它可促进体内毒素排出，令肌肤重现白滑及光泽，其所含的不饱和脂肪酸更可分解附于血管壁的胆固醇，有助于减少肥胖的机会，同时豆腐含有一种丰富的植物性雌激素，可预防和缓解更年期不适。

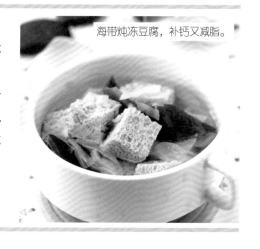

海带炖冻豆腐，补钙又减脂。

地三鲜——上班族的便当担当

茄子、土豆、青椒，三种普通至极的食材，搭配在一起却是一道色味诱人的经典菜——地三鲜。为了健康，越来越多的人选择中午吃自带的便当。而茄子、土豆、青椒搭配起来，不仅颜色鲜美、味道香浓，营养价值也很高，做便当真是太合适了。

一家三兄弟，个个受欢迎

茄子，性温，是蔬菜中少有的温性食物，适合体寒者食用。茄子皮中含有丰富的维生素P，可软化毛细血管，对高血压、动脉硬化有防治功效。茄子还含有皂苷，可有效降低胆固醇含量。此外，茄子所含的B族维生素对痛经、肾炎水肿等有辅助治疗作用。

土豆，性平，可补气健脾、祛湿利尿，适合体湿的人食用。在世界粮食作物中，其重要性仅次于小麦、稻谷和玉米。土豆中含有抗性淀粉，吃后很容易产生饱腹感，是理想的减肥食品。抗性淀粉比其他淀粉难降解，其性质类似溶解性膳食纤维，在体内消化吸收慢，可控制血糖平衡，减少饥饿感。

青椒，味辛性温，体湿体寒的人都可食用。青椒含有芬芳辛辣的辣椒素，不仅可以刺激唾液和胃液的分泌，增进食欲，帮助消化，还可以激发皮肤排汗，将寒湿排出体外。

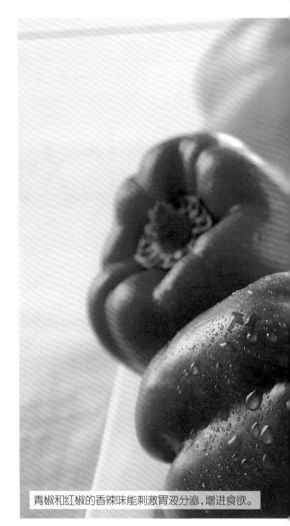

青椒和红椒的香辣味能刺激胃液分泌，增进食欲。

上班族如何带便当

自带便当，既卫生又健康。便当，最好早晨制作，为节约时间可以前一天晚上将食材准备好。如果前一天晚上制作，一定要在室温中冷却后，放入冰箱里。便当盒，根据材质的不同有塑料、玻璃、不锈钢之分，玻璃制品更保鲜。上班后也一定把便当存入冰箱。中午微波炉加热时，记得打开便当盒的盖子，以免加热后造成便当盒爆裂。

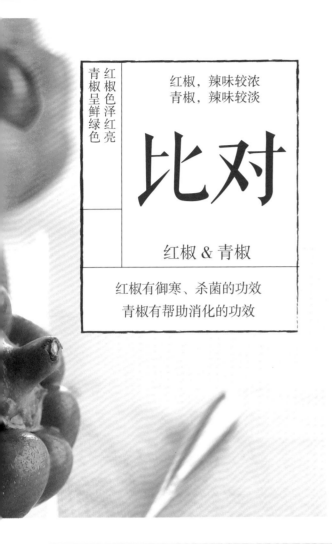

红椒，辣味较浓
青椒，辣味较淡

红椒色泽红亮
青椒呈鲜绿色

比对

红椒 & 青椒

红椒有御寒、杀菌的功效
青椒有帮助消化的功效

青椒土豆丝

材料：土豆 100 克，青椒 50 克，盐适量。

做法：①土豆切丝，放在水中浸泡；青椒切丝。②锅中倒油，油热后放入青椒丝煸炒至香，再倒入土豆丝翻炒至熟。③加盐炒匀即可。

土豆补钾利尿。

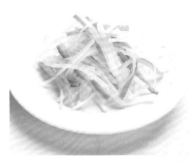

功效：土豆有健脾补气和镇静神经的功效，与青椒搭配，营养可互补。

王老师贴心叮嘱

经常吃外卖不利于身体健康。尤其是脾胃虚弱者，常吃外卖会出现消化不良、腹泻等现象，还可能会导致营养失衡，影响身体健康。自制便当时，应当合理搭配。蔬菜多选择根菜类、茎菜类、花菜类，并辅以菌类、肉类和豆制品。在烹调时，注意不要过熟，以防加热后营养成分被破坏。

外卖餐高油、高盐，长期食用不利健康。

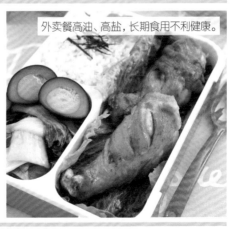

湿气重，吃扁豆

"短墙堪种豆，枯树惜沿藤。带雨繁花重，垂条翠荚增。烹调滋味美，惭似在家僧。"诗中所咏的正是扁豆。不禁使人想起，矮墙篱笆上，扁豆正花开，翠绿叶子中点缀着白色、紫色的小花，微风吹来，如蝶戏舞。扁豆又叫藤豆、沿篱豆，被称为"豆中之王"。扁豆性温和，味甘平，气清香，可补脾又不滋腻，能除湿又不燥烈，具有健脾和中、消暑化湿的功效。

扁豆必须煮透烧熟才能吃

扁豆中含有皂苷和红细胞凝集素，皂苷对胃黏膜有很强的刺激作用，会引发呕吐、腹泻等症状。红细胞凝集素会降低细胞的携氧功能，引起头痛、头晕、心慌胸闷等症状。

长时间的高温处理，会破坏皂苷和红细胞凝集素的活性。扁豆未煮透烧熟，其中的皂苷和红细胞凝集素还有活性，就会引发中毒。所以炒菜时应充分加热，使扁豆熟透，一定不要贪图脆嫩，待扁豆颜色全变，闻起来没有豆腥味时，再食用。

我们在家炒扁豆时，扁豆的量最好在锅容量的一半以下，用油煸炒时，应反复翻动，使其受热均匀。煸炒之后，加入适量的水，然后盖上锅盖焖煮 10 分钟左右。如果不喜欢这样的口感，可以先将扁豆过水焯一下，再进行煸炒。总之，要确保扁豆煮熟烧透，方可食用。

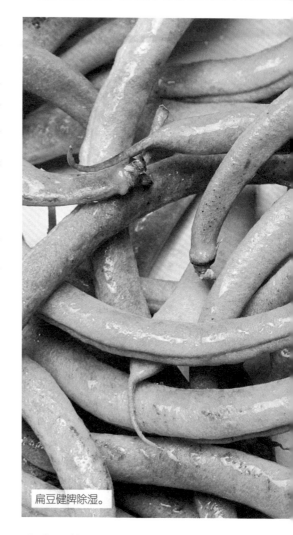

扁豆健脾除湿。

生扁豆能解毒生肌

扁豆生吃有毒，但生扁豆外用可以起到解毒生肌的作用。扁豆的白花和白色种子均可入药，有祛除暑湿邪气、健脾止泻的功效。将新鲜的扁豆捣碎制成泥状，外敷在因痘毒引起的溃烂或因长痘痘而留下的疤痕上，就可以活血散瘀、消肿止痛、解毒拔脓、祛腐生肌，长出新的皮肤。

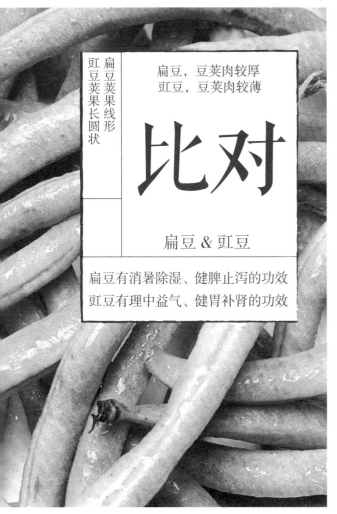

扁豆荚果线形
豇豆荚果长圆状

扁豆，豆荚肉较厚
豇豆，豆荚肉较薄

比对

扁豆 & 豇豆

扁豆有消暑除湿、健脾止泻的功效
豇豆有理中益气、健胃补肾的功效

肉炒扁豆

材料：猪肉丝、扁豆丝各 100 克，盐、葱丝、姜丝、蒜蓉、胡椒粉、水淀粉、料酒、香油各适量。

做法：① 扁豆焯熟，过凉水控干备用。② 将猪肉丝入油锅，加扁豆丝和其他材料调味即可。

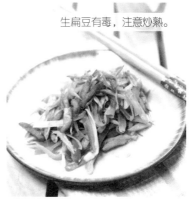

生扁豆有毒，注意炒熟。

功效：健脾祛湿，对脾虚所致的腹胀、泄泻有一定疗效。

王老师贴心叮嘱

感冒对于我们每个人来说，并不陌生。冬天是感冒的多发季节，这多由寒邪引起。但在夏季，也有人会感冒，这往往是由湿邪造成的。夏季，高温难耐，有的地方又湿气过重，暑湿极易侵袭人体。这时，多吃一些扁豆，可以有效预防因暑湿过重引起的感冒发热、头痛头晕等。

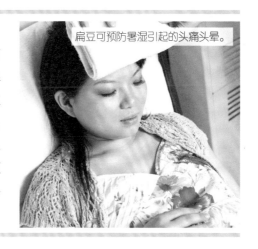

扁豆可预防暑湿引起的头痛头晕。

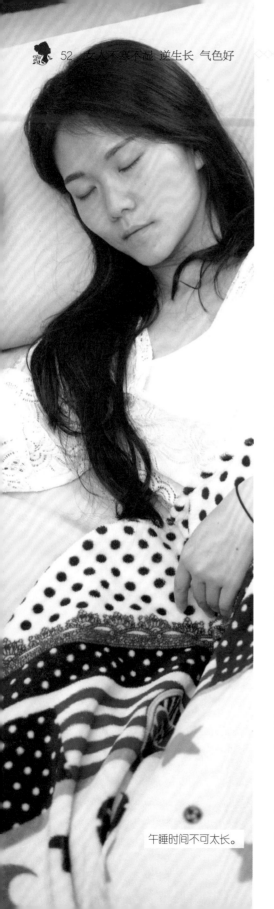

午睡时间不可太长。

小憩一会儿，照顾好心经

"午窗睡美无人唤，梦逐游丝自在飞"，好不惬意。古人想要生存，只能在户外劳动。正午，烈日当头，为了躲避炎炎烈日，人们会在树荫下休息一会儿，逐渐就养成了午休的习惯。午休不仅可以消除上午工作的紧张，还可以消除烦躁并保持良好的状态。另外，午休还可以缓解由于夜间失眠导致头昏脑涨的不适，提高下午的工作效率。

午时，心经当令。手少阴心经位于手臂内侧，左右共18穴。经脉分布于腋下、上肢内侧后缘、掌中及手小指桡侧。如果心经不畅，午时就会感到不舒服，如胸闷、呼吸不畅、耳鸣、声哑等。因此，要照顾好心经，午时不要做剧烈运动，最好静下来睡会儿，使心火下降，就算睡不着，只要闭目养神，对身体也是很好的。

中医提倡"子时大睡，午时小憩"。子时和午时都是阴阳交替之时，此时最好的养生方法就是休息，也就是睡"子午觉"。子时阴气最盛，阳气如同春天破土而出的嫩苗一样，刚生发，要"大睡"；而午时阳气最盛，一阴生，"小憩"即可。

午睡，你该注意什么

吃了午饭之后，人体血液集聚于胃部，大脑相对缺血，会导致工作效率降低，不如小憩一会儿吧。

午睡，你都该注意什么呢？

首先，午睡时间最好控制在30分钟内。通常情况下，午睡时间一旦超过30分钟，身心就会从浅睡眠进入深睡眠状态，如果工作日午睡在 1 小时内醒来，因没有完成整个睡眠周期，会感到更加困乏，造成头脑不太清醒甚至头痛的症状。如果节假日将午睡延长至 1.5 小时，完成整个睡眠周期，到了晚上就不易入睡，甚至失眠，破坏人体正常的生物节律。

其次，注意睡姿。通常喜欢趴着睡的读者要注意了，你在睡醒时，是不是有过头昏、眼花、乏力等症状？这可不是因为睡的时间不够，没有睡醒，而是因为趴在桌子上睡觉会使头部供血不足，大脑缺血、缺氧。有些人喜欢枕着手睡。这样不仅会在脸上留下手印，还会使眼球受压，久而久之易诱发眼疾。另外，趴在桌子上会压迫胸部，影响呼吸，也影响血液的循环及神经的传导，导致双臂、双手出现发麻或刺痛。那怎么睡才好呢？正确的睡姿是取右侧卧位、头高脚低。右侧卧位，既可以减少心脏压力，又能有效防止打鼾。

最后，做好保暖。人体进入睡眠状态，阳气闭藏，极易被风寒感染。午睡前应关好门窗，让寒邪无法靠近。特别在冬天，睡时要盖个毯子，以防着凉。

睡不着，听听轻音乐

中午休息时间通常只有 1~2 小时，吃了午餐后，就剩下 1 小时左右。知道了午睡对身体非常好，可有时候却怎么都睡不着，这时，不妨听一听轻音乐，同样可以放松身心，舒缓紧张的情绪。舒缓的音乐能够减缓人的心跳和呼吸频率并降低血压。音乐的节律，能使大脑以一种特殊的方式来回应，使人的身体和大脑处于更好的状态。

轻音乐柔和动听、优美醉人，可怡情养性。将音乐的音量调低一点，让音律似有似无地呈现出来，这样你的大脑就会慢慢地放松下来。

王老师贴心叮嘱

子时熬夜，午时补

熬夜对女性身体的伤害是非常明显的。很多女性也知道，午夜 24 点之前一定要进入熟睡状态，这样才能让内分泌正常，皮肤有光泽。可有时候不得不熬夜，第二天就一定要睡个午觉，可以将熬夜对身体造成的伤害降到最低。

中医提倡睡子午觉，子时应该睡觉，午时也应该睡觉；子时大睡，午时小憩。《黄帝内经》中载："阳气尽，阴气盛，则目瞑；阴气尽而阳气盛，则寤矣。"这句话告诉我们，睡眠和醒寤是顺应阴阳交替的。阴气盛就应该入睡，阳气旺就应该起床，子时，也就是夜里 23 点到凌晨 1 点，阴气最盛，阳气最衰弱，此时休息，最能养阴；午时，也就是正午 11 点到下午 1 点，阳气最盛，阴气最衰弱，此时休息，最能养阳。睡好子午觉，对养阴、养阳十分关键。

如果子时没有得到很好的休息，一定要在午时补一补。

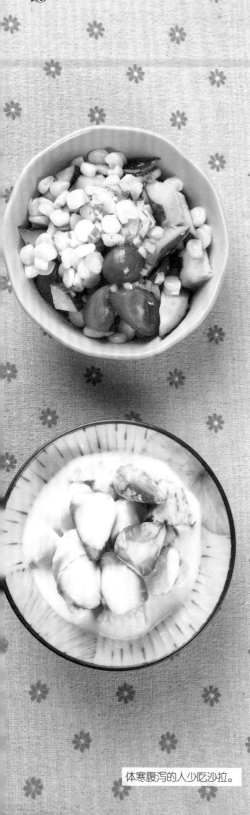

体寒腹泻的人少吃沙拉。

凉拌沙拉,吃多身体寒

在古代,人们吃凉菜,通常是用来下酒的,因为不管是白酒还是黄酒,都是温热之物,用凉菜下酒,一温一凉,正好中和。现代人吃凉拌沙拉,已经成为一种潮流,殊不知,凉拌沙拉吃多了会致体寒。

蔬果作为沙拉的主食材,大多性寒凉,凉拌沙拉进入胃之后,胃黏膜受冷的刺激,胃中的阳气不足以抵抗寒凉,人体其他部位的阳气迅速来支援,五脏六腑的阳气向胃部集聚,来化解胃中的寒凉,这会耗损人体内大量的阳气。久而久之,就会造成体寒。

凉拌沙拉吃多了,不仅会体寒,还易致胃炎、胃溃疡等疾病。这些寒凉之物,进入胃之后,首当其冲的就是胃黏膜。原本,胃黏膜受损伤后,会进行自我修复,这种损伤和修复保持着相对的动态平衡,胃才可以正常运作。当冷刺激过多,又过于频繁时,动态平衡就会被打破,胃黏膜受损后很难恢复,导致黏膜充血、水肿,引发胃炎、胃溃疡。

所以,喜欢吃凉拌沙拉的朋友,要注意不可多吃,也不可频繁食用沙拉。

清爽不生冷的"伪"凉拌菜

蔬菜大多性凉,但有普遍的,就有特殊的。在蔬菜这个大家族里,还真有几个特例。如圆白菜、茄子、香菜、辣椒等就是温性的。喜欢吃凉拌菜的朋友,不妨换一换口味。尝一尝这些既爽口,又不寒凉的小菜。

凉拌圆白菜。圆白菜,性温,有许多药用功效,希腊人和罗马人将它视为"万能药"。凉拌圆白菜，既简单又营养，体寒的人也可以食用。

圆白菜富含叶酸，孕妇、叶酸缺乏所致贫血患者可以多吃些圆白菜。凉拌的圆白菜中含有植物杀菌素，有抗菌消炎的作用，对咽喉疼痛、胃痛、牙痛有一定的缓解作用。圆白菜中含有溃疡愈合因子，可以促进创面的愈合，是胃溃疡、十二指肠溃疡患者的理想食物。

蒜拌茄子。茄子，性温，入脾胃、大肠经，有清热化瘀、利尿消肿、宽肠的功效。蒜拌茄子，首先把茄子蒸熟，然后切成条状，再调入蒜末、盐、醋等就可以了。茄子易吸油，这样蒸熟的茄子，无油健康，口感软绵，再加上蒜香，更是美味十足。

老虎菜。喜欢吃东北菜的人，都知道有一道香辣爽口，让人能多吃一碗米饭的凉拌菜。别看它名字听起来很是能震慑人，但做起来却很简单。将香菜、辣椒、葱分别切成丝，然后用盐、酱油、醋、香油调拌一下就可以了。

吃辣椒，祛祛湿

都说吃辣椒会上火，可是四川、湖南等地的人无辣不欢，这是因为当地降雨多，空气湿度大，辣椒的火气正好驱走了人体的湿寒。而且在这些地区，湿冷是"渗入骨髓"的，不吃辣椒反而极易感冒。特别是长江中下游地区，一到六月中旬，就会出现梅雨天气，这样的气候，器物容易发霉，所以也被称为"霉雨"，可见湿气之重。吃辣椒祛湿，是当地人对付这种潮湿气候的必备之法。

中医认为，辣椒有开胃除湿、温中散寒、抗病提神、疏通血脉的功效。临床上常将辣椒制成辣椒软膏，治疗冻疮和风湿痛。

辣椒辛热，可以温中散寒，使汗腺张开，身体内的寒气、湿气就随汗液排出体外。常吃辣椒，有助于驱除湿邪和抗御寒邪，从而减少风湿、感冒发生。

王老师贴心叮嘱

吃凉拌菜，轻松除寒

凉拌菜清脆爽口，可有效补充维生素，很多人喜欢吃。体寒的人，可以在凉拌菜中加入适量蒜、葱、香菜等，来中和蔬菜的寒凉。像做凉拌黄瓜通常都拍些蒜，吃螃蟹的时候要吃点姜，都是为中和食物的寒性。

蒜是温性的，具有暖脾胃、解毒、杀虫的功效。此外，大蒜中含有蒜氨酸和蒜酶，将蒜碾碎后，这两种物质发生化学反应形成大蒜素，能杀死多种致病真菌。用蒜来凉拌蔬菜，不仅可以除寒，还能预防流感和肠道感染。

葱也是温性的。葱白有发汗解表、通达阳气的功效。在吃凉拌菜的时候加入葱，可以充分发挥葱的除寒效果。

香菜，还是温性的，有祛风散寒、健脾胃、解毒的功效。

在做凉拌菜的时候，根据个人口味添加些蒜、葱、香菜等，不让食物过凉，减轻脾胃的负担。

喝冷饮

• 刺激胃黏膜，影响胃的消化功能

• 冷刺激，引发牙痛

久坐不动

• 肌肉会变得无力，不耐劳

• 伤脾气

喝酸奶

• 促进肠道蠕动，利于小肠排毒

晒被子

• 大自然阳气旺盛，驱走被子里的湿气

• 紫外线强烈，可以杀菌

掐按后溪穴

• 后溪穴是手太阳小肠经的俞穴、八脉交会之一，有疏经利窍、宁神的功效

• 未时，小肠经当令，掐按后溪穴效果更好

13:00~15:00

未时

吃下午茶

王老师贴心叮嘱

未时可多掐按后溪穴。后溪穴主治头项急痛、颈肩部疼痛、角膜炎等。特别是久坐在电脑前工作的女性，工作到下午，颈肩腰都很疲劳，眼睛也很干，多掐按后溪穴，可有效缓解腰酸背痛、眼睛疲劳。

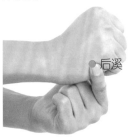

后溪

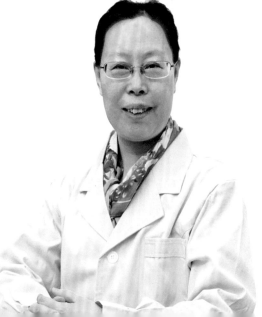

后溪穴在手内侧，第5掌指关节尺侧近端赤白肉际凹陷中。握拳，小指掌指关节后有一皮肤皱襞突起，其尖端处即是。

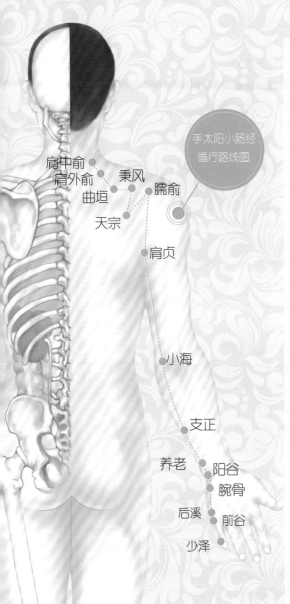

手太阳小肠经
循行路线图

肩中俞
肩外俞
曲垣
秉风
天宗
臑俞
肩贞
小海
支正
养老
阳谷
腕骨
后溪
前谷
少泽

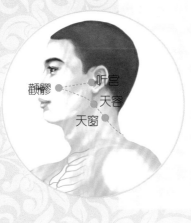

颧髎
听宫
天容
天窗

保养小肠经的最佳方法和时间

小肠经位于肩部和手臂外侧，午餐后按经脉循行路线按揉小肠经穴位能起到最佳效果，肩部可请家人帮助按揉，但要注意力度，以舒适为度。每次按揉 5~10 分钟。颈肩痛患者可着重按揉后溪穴，老年人可多按揉养老穴。

未时（13:00~15:00）是小肠经当令，是保养小肠的最佳时段。此时多喝水、喝茶有利于小肠排毒降火。午餐最好在 13:00 之前吃完，此时小肠精力最旺盛，可更好地吸收营养物质。否则，就会造成浪费。午饭一定要吃好，饮食的营养价值要高、要精、要丰富。

禁忌

尽管午餐最好在 13:00 之前吃完，但也不要赶在 12 点时吃饭，因为此时人的血气是全天中最旺的时刻，身体处于最亢奋的状态。

陈皮红枣茶——理气健脾

古人云："百年陈皮，千年人参。"当今收藏界流传着"一两陈皮一两金，百年陈皮胜黄金"的说法。陈皮，由柑橘的成熟果皮晒干或烘干而成。陈化三年以上的，才能被称为陈皮，否则只能叫作果皮。陈皮，以陈久者为佳，中医常用陈皮入汤。

女性常用陈皮，好吗

自古以来，人们就把陈皮用来养生保健，不仅把它作为烹饪时的作料，很多中药方剂里也都要用到它，如平胃散、温胆汤、安胎饮等。

陈皮为什么这样受欢迎呢？《本草纲目》载："（橘皮）苦能泄能燥，辛能散，温能和，其治百病，总是取其理气燥湿之功。"

女性以血为本。体内有湿，脾胃受湿寒所困，气血运化不足。喝陈皮水，可以燥湿，使脾胃不再受湿寒所困，脾胃功能强大了，食物的消化吸收就会变好，气血也就充足了。喝陈皮水，还可以疏肝理气，降肝火。

此外，女性在经期喝一些陈皮水，可以缓解经期的不适感，增强食欲。坐月子的妈妈们，适当喝一些陈皮水，可有效防止乳汁淤滞、乳络不畅。

正因为陈皮有着强大的燥湿功能，气虚者、吐血者及体内有实热、阴虚燥咳的人慎用。

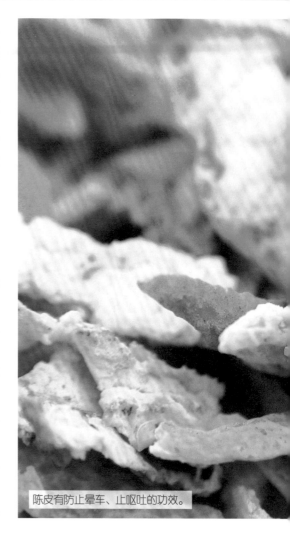
陈皮有防止晕车、止呕吐的功效。

新会陈皮，入药之选

购买陈皮时，会发现大多陈皮呈不规则的碎片，但是有一种与众不同，形状整齐有序，呈三瓣状，这就是新会陈皮。新会陈皮是由大红柑的果皮晒制成的。《本草纲目》载："柑皮纹粗，黄而厚，内多白膜，其味辛甘，今天下以广中（即今新会）采者为胜。"温病学派奠基人叶天士在给患者开方时，就特别注明方中的陈皮为"新会陈皮"。新会陈皮独具芳香扑鼻的香味，这是因为挥发油中含有柠檬烯，药用的效果更显著。

大红皮，一般在 11 月采摘
二红皮，一般在 10 月采摘
青皮，　一般在 9 月采摘

比对

大红皮 & 二红皮 & 青皮

大红皮糖分多，入口甘香醇厚
二红皮口感偏甜，
青皮糖分少

陈皮红枣茶

材料：陈皮 2 片，红枣 3 个。

做法：①将陈皮洗净，红枣洗净去核，共放入砂锅中。②锅中加 2 碗水，大火烧开后改小火，煮 15~20 分钟即可。

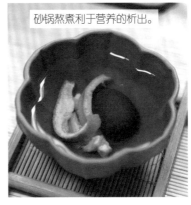

砂锅熬煮利于营养的析出。

功效：补气养血、健脾开胃。

王老师贴心叮嘱

　　燥湿，是中医祛除湿邪的一种方法。陈皮有燥湿运脾、行气和胃的功效，是天然的行燥湿佳选。不妨在家自制。

　　食用橘子之前，先将其用水冲洗干净，食用之后将橘子皮晒干或晾干，用干净的容器存放。炖肉或炖排骨时，放一些橘子皮，可以去腥解油腻，分解肉中过多的胆固醇，降低胆固醇摄入。

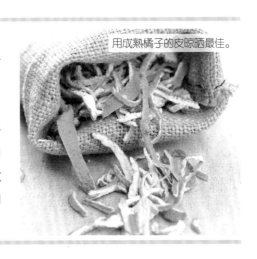

用成熟橘子的皮晾晒最佳。

眼干，喝枸杞菊花茶

"要想眼睛亮，常喝枸杞汤"，这是老百姓广为流传的一句谚语。自古枸杞就常被用来明目，因此又有"明眼草子"之称。古时医家常用枸杞治疗由肝血不足、肾阴亏虚所导致的视物昏花、夜盲症。《本草纲目》记载："枸杞，补肾生精，养肝，明目，坚筋骨，去疲劳，易颜色，变白，明目安神，令人长寿。"

枸杞配菊花，养护你的双眼

刷屏时代，人们的眼睛久久地盯着手机、电脑或电视的屏幕，舍不得离开，这很容易造成视觉疲劳、用眼过度，使眼睛出现干涩、怕光等症状。而且"久视伤肝"，长期用眼不仅会导致干眼症，还会对肝脏造成损伤。肝主藏血，气血充足，才能健康漂亮。离不开手机，甩不掉电脑，我们的眼睛和青春可怎么办呢？

陆游在晚年时两眼昏花，视物模糊。在吃了枸杞后，双眼的视力有所恢复。枸杞可以养目，为什么还要放菊花呢？

枸杞，性温，吃多了会上火，最明显的不适就是眼睛会红肿不舒服。菊花，性寒，能疏散风热、平肝明目。菊花将肝火清除后，枸杞又能养肝，二者搭配在一起，对眼睛是再好不过了。而且，菊花里含有丰富的营养物质，对多种眼疾都有治疗效果。下午眼睛干涩时，喝一杯枸杞菊花茶，是个明智的选择。

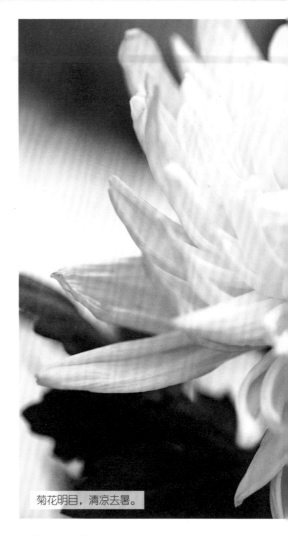

菊花明目，清凉去暑。

"却老子"，延缓衰老

民间喜欢用枸杞泡酒，并把它叫作"却老子"，说是每日小酌一杯，可以远离衰老。枸杞酒为什么有这样强大的功效呢？这是因为，枸杞中含有一种最主要的活性成分枸杞多糖，枸杞多糖可清除体内自由基，进而达到抗衰老的效果。枸杞多糖是一种水溶性多糖，把枸杞泡在酒中，枸杞多糖就会析出，更利于人体的吸收。

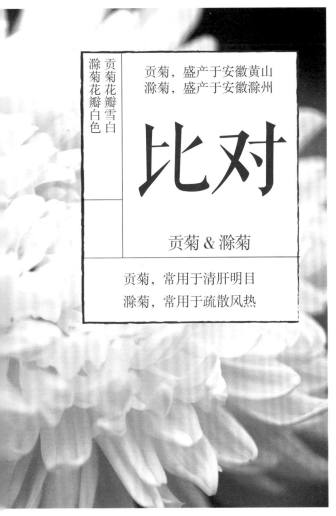

贡菊花瓣雪白 滁菊花瓣白色	贡菊，盛产于安徽黄山 滁菊，盛产于安徽滁州
	比对
	贡菊 & 滁菊
	贡菊，常用于清肝明目 滁菊，常用于疏散风热

枸杞菊花茶

材料：枸杞 5~8 粒，菊花 1~2 朵。

做法：①将枸杞、菊花放入玻璃杯中。②用沸水冲泡，加盖闷 3~5 分钟即可饮用。

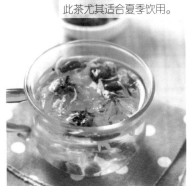

此茶尤其适合夏季饮用。

功效：清肝泻火、养精明目。

王老师贴心叮嘱

　　在生活中我们也要注意，任何滋补品都不要过量，过犹不及。健康成人每天可吃 15~20 克的枸杞用于保健；即便是药用，每天也不要超过 30 克。体质虚的人，每天吃一点儿，长期坚持，自然就有效了，万不可操之过急。

枸杞补肾，但体有燥热者少食。

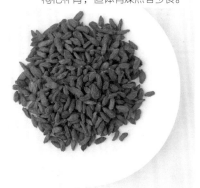

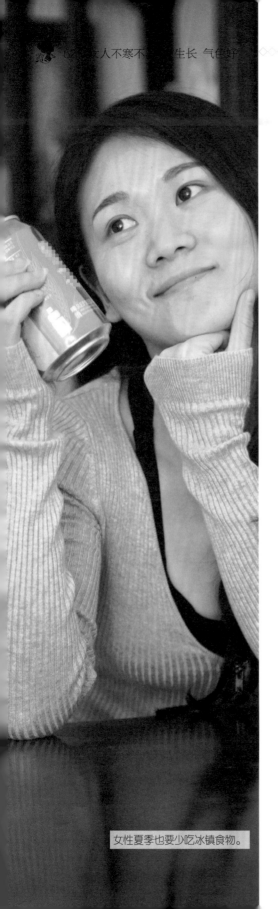

女性夏季也要少吃冰镇食物。

冰镇，对女性来说就是噩梦

现在有很多女性，喜欢喝冰镇饮料，吃冰镇的水果，殊不知冰镇，对女性来说就是噩梦。

女性体质本就属阴，冰镇的食物一旦进入体内，外寒便随之悄悄侵入人体，并停滞在人体的经脉、脏腑中，损伤我们身体里的阳气，导致寒邪内生。

首先，冰镇之物，会刺激我们的胃部。这样胃黏膜血管就不得不收缩，胃液的分泌便会随之减少。胃经常受冰冷的刺激，很容易得胃病，常见的有胃溃疡、胃炎等。摄入冰镇食物，随之而来的是胃痛。

其次，肠道受冷的刺激，肠道内的血流就会变慢，营养物质的吸收就会变得不充分，导致消化不良，出现腹痛、腹泻等现象。摄入冰镇食物，紧跟其后的是腹痛。

更重要的是，女性特有的脏器——子宫会深受其害。寒邪凝滞于子宫，使气血流通不畅，宫寒随之产生。特别是在经期摄入冰镇食物，极易引起痛经、月经不调等，不可避免地会导致宫寒。

远离冰镇食物，让身体暖暖的，才健康。

温性水果,体寒也能吃

苹果、荔枝、桃子、桂圆等温性水果，可作为体寒之人下午茶的水果之选。体寒的人，不适合经常吃寒性的水果，以免身体越来越寒，造成诸多不适。常吃些温性的水果，不仅可以补充充足的营养物质，还可以祛寒补虚，让身体越来越健康。

"每天一苹果，医生远离我"，这句话足以说明苹果神奇的保健功效,苹果又被称为"智慧果""记忆果",常吃苹果可以增进记忆,让大脑更智慧。

"一骑红尘妃子笑,无人知是荔枝来",荔枝可是杨贵妃的最爱。荔枝是五更泻者的食疗佳品,同时又有开胃益脾、促进食欲、补脑的功效。但荔枝吃太多会上火,成人一天不要超过300克。

我国是桃子的故乡,有很多关于桃子的神话和传说,桃子常被称为"仙桃""寿桃",它肉质鲜美,又有"天下第一果"的美称。对肺病、肝病及水肿、低血钾、缺铁性贫血患者有食疗的功效。

桂圆,又称龙眼。桂圆对女性的身体有滋补的功效,可以补血、安神。这是因为桂圆不仅含丰富的葡萄糖、蔗糖和蛋白质等,还富含铁元素,能促进血红蛋白的再生,从而达到补血的效果。《本草纲目》中记载:"食品以荔枝为贵,而资益则桂圆为良"。

此外,红毛丹、石榴、金橘、乌梅、樱桃等也是温性水果,体寒的人也可放心食用。

温性干果有哪些

栗子、核桃、葵花子等温性干果,可作为体寒之人下午茶的干果之选。

栗子,素有"干果之王"的美称,其维生素C、维生素B$_1$的含量比一般干果都高。《本草纲目》中记载:"有人内寒,暴泄如注,令食煨栗二三十枚,顿愈。肾主大便,栗能通肾,于此可验",因此栗子又被称为"肾之果"。

核桃,是世界著名的"四大干果"之一。核桃有活血调经、祛瘀生新的功效。

湿性体质,多有瘀滞的人适当吃可祛湿散瘀。

葵花子富含维生素、蛋白质、不饱和脂肪酸,有暖胃祛寒、滋嫩肌肤、清肾排毒的功效。

温性干果炒熟之后,性温燥,多食会引起口干、口疮、牙痛等"上火"症状,爱吃的人,以少量多次为宜。

王老师贴心叮嘱

营养吸收,看小肠

"未时",就是下午13:00到15:00这个时间段,这时小肠当令。人们刚刚吃过午饭,此时需要小肠进行吸收,消化吸收功能好,食物得以消化,营养得到好的调整与安排;消化吸收不好,食物就会在体内形成垃圾。

中医认为,小肠的主要功能是受盛、化物以及辨别清浊。受盛是接受或者用器皿盛物;化物是变化、消化和化生。食物在胃中进行初步消化,小肠将进一步消化吸收,将水谷化为精微。如果小肠功能失调,就会出现腹胀、腹泻以及便溏等消化吸收问题。

另外,心与小肠相表里。心脏供血不足,可能会造成小肠气血虚弱,从而引起肩膀酸痛等问题。所以,如果肩膀酸痛,西医诊断为颈椎病,有可能是气血不足,进而导致血流过慢而淤滞,不通则痛,如果不经调理,会导致僵硬疼痛,而且容易遭受风寒侵袭,睡觉时吹一点风也容易落枕。

15:00~17:00
申时
解放膀胱

久坐不动
- 导致气血不足

憋尿
- 申时长期憋尿，容易损害膀胱，导致尿潴留

喝冷饮
- 导致阳虚，进而影响气血
- 肾脏在冷饮的刺激下易导致阳气不振

运动
- 微微出汗，可以排除体内的垃圾和毒素
- 提升阳气
- 疏通经络，改善情绪

喝温水
- 有利于排除体内毒素
- 此时膀胱经活跃，多饮水还可防治膀胱疾病

喝茶水
- 申时喝茶水，特别对于阴虚的人可起到泻火的作用

王老师贴心叮嘱

申时膀胱经活跃，气血容易上达脑部。这个时段的学习效率最高。此时若感觉疲劳可用头梳勤梳理头部。古人说："申时，动而汗出，喊叫为乐。"可见申时也是适宜运动的时间段。

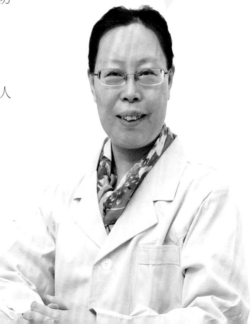

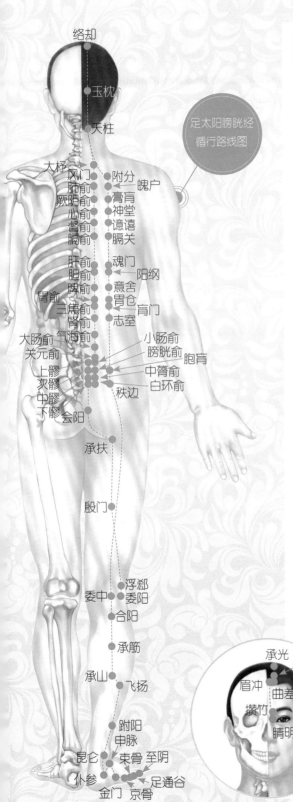

足太阳膀胱经循行路线图

保养膀胱经的最佳方法和时间

膀胱经从头顶到足部左右共134穴，可用双手拇指和食指捏住脊柱两边肌肉，尽可能从颈椎一直推到尾骨，然后十指并拢，按住脊柱向上推回到开始的位置；腿部的膀胱经可用点揉或敲打的方式充分刺激穴位。每日1次，每次反复推几遍。

申时（15:00~17:00）是膀胱经当令，膀胱经是很重要的经脉。膀胱负责贮藏水液和津液，水液排出体外，津液循环在体内，此时宜适时饮水。申时体温较高，阴虚的人最为突出。此时适当活动有助于体内津液循环，喝滋阴泻火的茶水对阴虚的人最有效。

禁忌

饮水后一定不要憋小便，否则不利于排毒。另外，午时睡个午觉，有利于保证申时精力充沛。

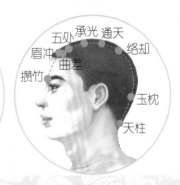

偷偷做"提肛"，肚子暖暖的

养生学中很重视"气道内提"，收提肛门以保元真之气内藏。

我国古代长寿秘方《养生十六宜》中就提到"谷道宜常提"（谷道指肛门），孙思邈也提出"谷道宜常撮"（撮，即提缩也）。意思都是说，经常随呼吸做提肛运动，有利于体内气机的升降，以促进体内气血的运行。

坚持运动，可收到明显效果，感觉精力充沛，排尿有力。

王老师贴心叮嘱

提肛运动就是有规律地往上提收肛门，然后放松，一提一松就是提肛运动。经常提肛门有助于升提阳气、通经活络、温煦五脏而延年益寿，并能防治脱肛、痔疮、阳痿、早泄、尿失禁、尿频等疾病。

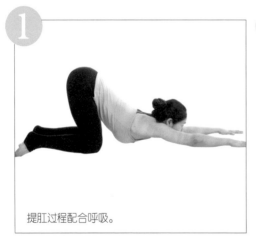

提肛过程配合呼吸。

采取胸膝卧位，即双膝跪姿，胸部贴床，抬高臀部。吸气时，肛门用力内吸上提，紧缩肛门，呼气时放松。可做 20~30 下，每日做 2~3 次。

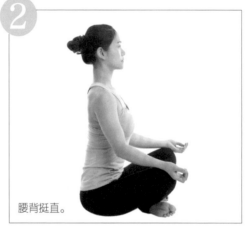

腰背挺直。

站立、端坐及躺卧均可，端坐时腰要坐直，双臂放松，深呼吸一口气（不需要憋气），然后做提肛运动。此时会感到一股酥麻感由下至上传达到脑部，随后保持提肛动作，不要松懈，直至无法坚持再放松。

体内有湿？拔一拔

每个人体内的小环境不一样，有的人体内环境偏寒，有的人体内环境偏热。所以，如何来调理痰湿体质，还要先辨清寒热。痰有"寒痰""热痰"之别，湿也有"寒湿""湿热"之分，我们将"寒痰"和"寒湿"归为一类，适合拔罐和艾灸；"热痰"和"湿热"归为另一类，适合拔罐和刮痧。不过不管是偏热还是偏寒，只要体内有湿，就可以用拔罐。

拔肾俞穴，可补阳气，助除湿。

拔阴陵泉穴，去脾湿。阴陵泉穴具有调节脾脏、濡养四肢肌肉、除寒湿的功能，能清利湿热，健脾理气。

拔曲池穴，调理大肠湿气。曲池穴具有祛除风湿的功效，在曲池穴拔罐还能同时调节肺部的湿气。

王老师贴心叮嘱

总有人问我，如果是体内肝火旺，又有湿，该怎么办呢？最好的办法就是先拔罐，将体内的湿气排出，再刮痧，将火气逼出来。

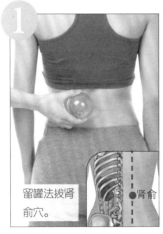

留罐法拔肾俞穴。 ●肾俞

肾俞穴在腰部，第2腰椎棘突下，后正中线旁开1.5寸。对肾俞穴采用留罐法，留罐15分钟，三天一次，两周即可。

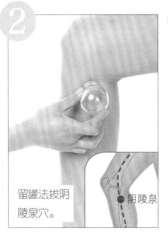

留罐法拔阴陵泉穴。 ●阴陵泉

阴陵泉穴在小腿内侧，胫骨内侧髁下缘与胫骨内侧缘之间凹陷中。对阴陵泉穴采用留罐法，留罐15分钟，三天一次，两周即可。

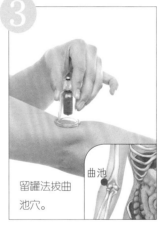

留罐法拔曲池穴。 曲池

曲池穴在肘部，尺泽与肱骨外上髁连线的中点处。对曲池采用留罐法，留罐15分钟，三天一次，两周即可。

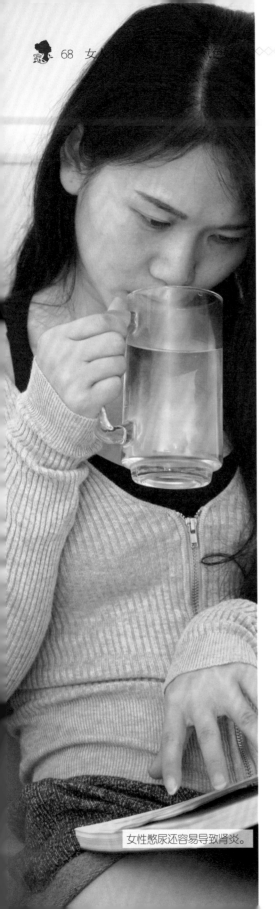

女性憋尿还容易导致肾炎。

膀胱不可一忍再忍

有时女性工作正投入，没时间去厕所，便一忍再忍。殊不知，这样对膀胱非常不好。成人膀胱容量为 300~500 毫升，若一直憋尿，膀胱胀满尿液，如同鼓起的气球，膀胱壁血管被压迫，膀胱壁变得很薄，膀胱黏膜缺血，细菌会乘虚而入，导致膀胱炎、尿道炎等疾病。而且，此时一旦有外力重击，极易导致膀胱破裂，危及生命。此外，经常憋尿，尿液中的有毒物质不能及时从体内排出，易引发炎症，久之会诱发尿潴留或肾水肿。

申时，正是膀胱经当令的时候。膀胱经从足后跟沿着后小腿、后脊柱正中间的两旁，一直到脑部，是人体最大的一条排毒通道。此时，更不该憋尿，而是要多喝水，促进人体新陈代谢，让膀胱经顺利将毒素排出体外。

申时养膀胱经

在申时这个时段，气血正好运行到脑部，所以此时的学习效率很高。申时这个时间段是学习的大好时机。但如果有人一到这个时候就难受、发困，有可能是膀胱经出了问题。这时应该多喝水和吃些水果，可利于养生。

膀胱经遍布全身，是一条很大的经脉。比如说小腿痛，那就是膀胱经的问题，而且是阳虚，是太阳经虚的相。后脑痛也是膀胱经的问题，而且记忆力衰退也是和膀胱经有关的，就是阳气上不来了，上面的气血不够，所以会出现记忆力衰退的现象。所以如果是膀胱经出了问题，千万别单纯认为是膀胱的问题。

常口渴不是小问题

我们可以发现在临床上有一些老人，特别容易出现嘴干、舌头干的现象。他们并不是渴，但是因为舌头太干了，总想喝水润一润。不渴为什么又要喝水，而喝水后为什么嘴还是干呢？这是由于肾液的缺乏导致的。如何解决这个问题，还得从膀胱经入手。肾在人体靠下的地方，如果膀胱经通畅了，说明气化功能强了，自然上调肾液的能力也就强了。

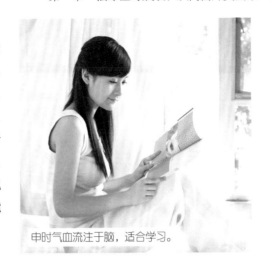

申时气血流注于脑，适合学习。

下午4点最适合运动和学习

此时正是人体新陈代谢率最高的时候，肺部呼吸运动最活跃，人体运动能力也达到最高峰，此时锻炼身体不易受伤，而且此时阳光充足、温度适宜、风力较小，可谓是锻炼的最佳时间段。

这时一定要多运动，而且还要有成效。必须全身出汗，才能达到锻炼的终极目的，所谓"动汗为贵"说的正是这个道理。

运动出汗不仅可以疏通全身经络，还可调节人的心情。通过运动出汗，还可以使皮肤更好、睡眠更深，且能缓解疼痛、放松肌肉、治疗关节炎。

下午也是工作最出成效的时间段。膀胱经是一条最长的经脉，其一端至脑部。申时气血流注脑部时，无论是工作还是学习，效率都最高。古人说"朝而授业，夕而习复"，就是强调早晨学完后，一定要到下午申时好好复习，以强化记忆。

王老师贴心叮嘱

膀胱经有问题的征兆

在申时人体的温度是比较高的，特别是阴虚患者体热的情况更加严重。如果身体出现了小腿痛以及申时犯困的情况，那么就说明膀胱经出现了阳虚的情况。除此之外，如果出现了记忆力下降和后脑勺疼痛的情况，那也和膀胱经的健康情况有关，主要是由于身体中阳气上不来，所以出现了异常情况。

申时养生方法其实并不难，建议大家最好能够多喝水，有尿意的时候就要进行排尿，千万不能够憋尿，否则时间长了膀胱就会受到影响，甚至出现尿潴留的情况。

经常吃外卖

• 外卖食品高油，盐分大，不利于养肾

喝酒

• 使肝不能休息
• 不利于良好的睡眠

劳累

• 酉时是在晚上，正是工作完毕需要休息的时候
• 过度劳累易损失体内阳气

吃中药

• 肾经活跃，根据自身实际情况，吃中药有益

喝水

• 利于清除肾脏和膀胱的垃圾废物

17:00~19:00
酉时
下班

王老师贴心叮嘱

晚餐要提早，少吃。这时段保护肾最重要，肾不好，人就会经常没有精神。吃晚饭时少加盐，最好喝一杯水以清除体内的毒素。

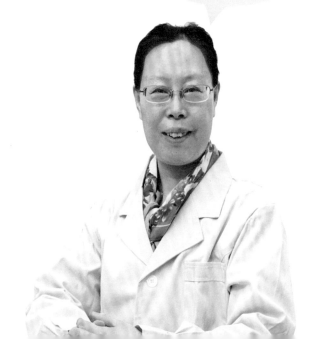

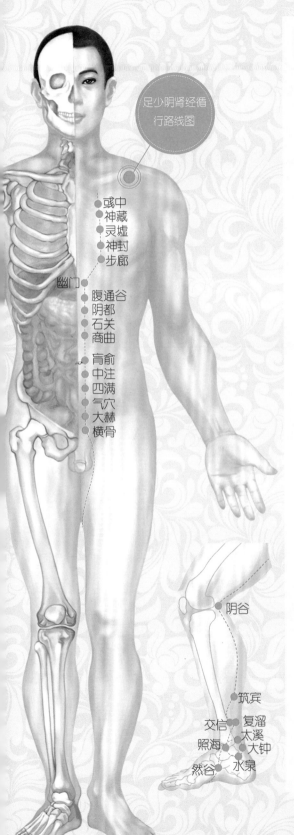

足少阴肾经循行路线图

彧中
神藏
灵墟
神封
步廊

幽门

腹通谷
阴都
石关
商曲

肓俞
中注
四满
气穴
大赫
横骨

阴谷

筑宾

交信　复溜
　　太溪
照海　大钟
然谷　水泉

保养肾经的最佳方法和时间

肾经位于人体上身内侧，以及腿部内侧和脚底的涌泉穴，左右共54穴。休息时用手掌或按摩槌等工具对肾经循行路线上的穴位进行拍打刺激，对于重点穴位（如涌泉穴、太溪穴）可进行按摩或艾灸。每次拍打肾经5~10分钟即可。

酉时（17:00~19:00）是肾经当令，肾经是人体协调阴阳能量的经脉，也是维持体内水液平衡的主要经络，人体经过申时泻火排毒，肾在酉时进入贮藏精华的阶段。

禁忌

酉时不适宜进行过量的运动，也不适宜喝太多的水。

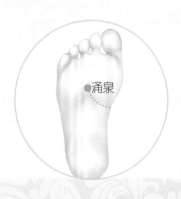

涌泉

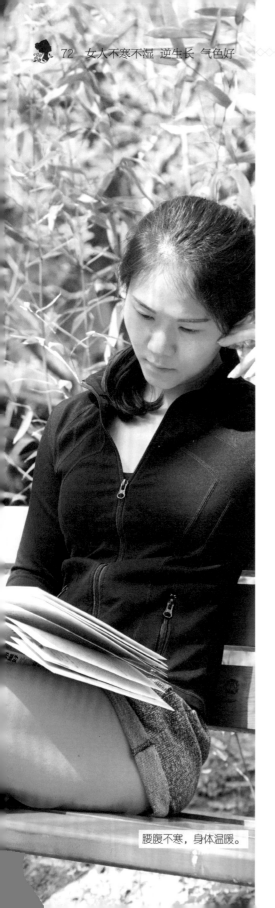

腰腹不寒，身体温暖。

下班路上，做好保暖

高跟鞋的确能让你的双腿看起来更加修长纤细，但它却会让你的身体处于一种不稳定状态。长期维持这种状态必然会导致下半身血液循环不良。所以，不妨脱下高跟鞋，在上下班的路上穿上平跟鞋或运动鞋。如果工作时不得不穿高跟鞋，那在假期就让脚也"休休假"吧。

此外，可以使用暖宝宝保护好腹部。也可根据天气增添长裤袜。保暖的重点在于大血管。当手脚冰冷时，如果只是想办法温暖手脚，会因为末端血管过细而收效甚微。最好的办法就是找有大血管通过的地方采取保暖措施。虽然"多喝热水"被女性评为"最讨厌男朋友说的一句话"之一，但喝了热水后，确实会让你全身暖乎乎的。体寒女性可随身带着热水，或在感到冷时，在街上买一杯热饮，这对于体寒女性来说，真的是个很好的养生方法。

按摩腰部

酉时（17:00~19:00）是肾经气血最为活跃的时间段，此时按摩腰部补肾助阳的效果最好。腰眼穴居"带脉"之中，为肾脏所在部位。经常搓腰眼能温煦肾阳、畅达气血、壮腰健肾。酉时按摩腰部既可使局部皮肤丰富的毛细血管网扩张，促进血液循环，加速代谢产物的排除，又可刺激神经末梢。此外，现在的上班族一坐就是一整天，按摩按摩腰部，让此处的气血活跃起来，全身都会感觉暖洋洋的。

下面介绍两种按摩方法：

1. 两手对搓热后，紧按腰眼处，稍停片刻，然后用力向下搓到尾骨部位。每次做60~120遍。每天傍晚做1次。

2. 两手握拳，轻叩腰眼处，或用手捏抓腰部，每天傍晚做3~5分钟。

健身，要适度

其实，按照最初的养生理论来说，酉时是应该吃晚饭的。但是现在大多数的上班族在下午五六点刚刚下班，公司与家之间路途遥远，想要在酉时吃晚饭是很困难的。因此，在该时间段去健身房做适量运动也是不错的选择。

有人说，经过了一天的辛苦工作，下班时多半会有些疲惫。不妨在健身前做一点准备工作，适当补充一些食物。人体在正常情况下，血糖水平应该在80~120毫克/升之间，当体内热量不足、血糖含量下降时，就会出现头晕、头痛、出虚汗、极度饥饿感的现象，严重的会晕倒甚至抽搐。如果17点下班，17点30分开始锻炼的话，距离午饭时间已经5个小时左右了，而且健身需要消耗很多能量，因此，建议在锻炼前一个半小时左右，吃几片全麦面包，给身体提供足够的糖分。也可以在运动前半小时喝杯含糖的饮料，能有效预防运动性低血糖。 训练的着装也很重要。俗话说"春捂秋冻"，春季气温常有起伏，需要我们多穿衣衫，这就不适合健身的需求了，所以建议你准备一套专门的运动服，长裤加T恤就可以了，用作健身前更换。

此外，一般健身俱乐部都提供淋浴，训练后冲个热水澡，不仅可以解除一天的疲乏，还能帮助身体恢复。如果你急于回家，那一定要休息5~10分钟，等心跳平缓、不再出汗了才能出门，以免感冒。健身后的晚餐是很重要的，一般来讲，健身结束后至少半个小时到一小时，才可以进食晚餐。晚餐应包括一些高蛋白食品，如瘦牛肉、鸡蛋等；一定要避免高脂肪食品，如汉堡包、五花肉等；适量进食蔬菜水果。还应注意，晚餐距睡眠应至少一小时，不然容易造成脂肪的囤积。

王老师 贴心叮嘱

傍晚运动要适量

现代运动生理学研究也表明，人体体能的最高点和最低点会受到机体"生物钟"的控制，一般在傍晚达到高峰。比如，身体吸收氧气量的最低点在18点；心脏跳动和血压调节在17点~18点趋于平衡，而身体嗅觉、触觉、视觉等也在17点~19点之间最敏感。因此，综合来看，傍晚锻炼效果比较好。

此外，人体在16点~19点之间体内激素的活性处于良好状态，身体适应能力和神经的敏感性也比较好。所以，建议在傍晚锻炼，但是在晚间时段，要注意运动强度，强度过高会使交感神经兴奋，妨碍入睡。酉时17:00~19:00是足少阴肾经运行时间，肾经旺。此时不适合太强的运动量，也不适宜大量喝水。

19:00~21:00
戌时
调养好时机

剧烈运动
• 血液循环加快，剧烈运动易使血压升高

看电视
• 易导致近视
• 易导致腰酸背痛
• 引起失眠和神经衰弱

鼓掌
• 促进血液循环
• 特别适合老年人养气血

拍打心包经
• 经常轻拍心包经利于睡眠

散步
• 利于轻松入眠

喝杯白开水或者淡盐水
• 利于血液循环，血管通畅

看书，听音乐
• 心包经是让人快乐的经脉，养好心包经让你快乐无忧

王老师贴心叮嘱

戌时吃保护心脏的药最有效。丹参，红色，入心，既可以去心火，又可以养血，对心脏的保护作用很大；三七，可以活血化瘀，通血管，让人体气血周转活跃，使寒气和湿气难以入侵人体。

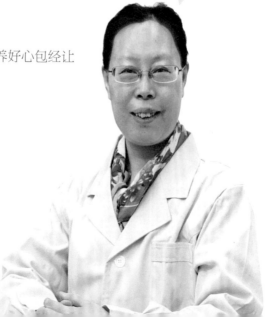

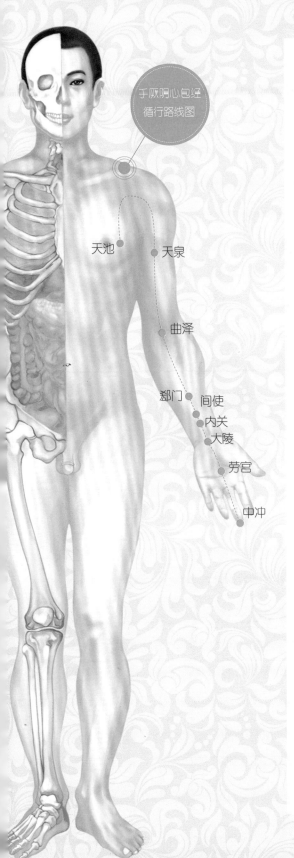

手厥阴心包经
循行路线图

天池
天泉
曲泽
郗门
间使
内关
大陵
劳宫
中冲

保养心包经的最佳方法和时间

　　心包经位于人体手臂内侧并包括胸部的天池穴。晚饭后适宜散散步，散步时轻轻拍打心包经穴位，至潮红为宜，注意拍打力度，每次 3~5 分钟即可。

　　心包是心的保护组织，又是气血通道。心包经戌时（19:00~21:00）最兴旺，心脏不好者最好在戌时循按心包经。戌时太阳已落山，天地昏黄，万物朦胧，所以被称为黄昏，又名日暮、日夕、日晚。此时还要给自己创造安然入眠的条件：保持心情舒畅，可看书、听音乐或打太极，放松心情，从而释放压力。

禁忌

　　晚餐不要太过油腻，否则易生亢热而致胸中烦闷、恶心。

冬瓜，祛湿大元宝

冬瓜成熟时，瓜皮表面会有一层白粉，像冬天的白霜，所以，冬瓜也被称为"白瓜"。椭圆形的冬瓜，在古人眼里像睡觉时的枕头，所以，冬瓜也被称为"枕瓜"。

冬瓜，全身都是宝

中医将冬瓜称为"祛湿大元宝"，可清下焦湿热。冬瓜皮利水消肿、清热解暑，可用于水肿、体虚浮肿等；冬瓜子利湿排脓、清肺化痰，可用于肺热咳嗽、肺痈、阑尾炎、带下白浊等；冬瓜肉和冬瓜瓤利水清热、消痰解毒，可治水肿、消渴、泻痢等，还可解酒毒、鱼毒等。

《本草纲目》中记载，用冬瓜煎汤洗，可治痔疮肿痛；用冬瓜切片摩涂，可治热毒、痱子；用干冬瓜瓤一两煎水服，可治消渴烦乱；用冬瓜瓤煎水服，可治水肿、小便少。此外，冬瓜子有补肝明目的功效。

可将冬瓜与薏米同煮，清淡爽口，利水祛湿，美容养颜，非常适合长夏除湿。

冬瓜性寒，寒性体质者忌食生冬瓜，如凉拌冬瓜片。但炒食或炖汤是可以的，如海米炒冬瓜、冬瓜汆丸子。这是因为加热之后，冬瓜的寒性减弱，不易伤阳气。

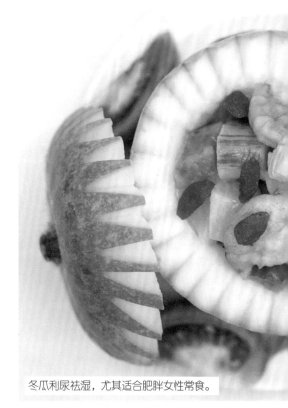

冬瓜利尿祛湿，尤其适合肥胖女性常食。

孕妇常食冬瓜，对胎儿更有益

清朝热学派著名医家王士雄，在其所著的食疗著作《随息居饮食谱》中写道，冬瓜"若孕妇常食，泽胎儿毒，令儿无病"。很多准妈妈在怀孕六个月之后，足部、小腿或面部常常会出现水肿，给准妈妈的身心带来负面的影响。适当吃些冬瓜可有效缓解孕期水肿，夏天吃还能清热解毒，有利于胎儿正常发育。

小果型，果重2~5千克 大果型，果重10~20千克	小果型冬瓜，每株数果 大果型冬瓜，每株一果
	比对
	小果型 & 大果型
小果型冬瓜，成熟较早 大果型冬瓜，成熟较晚	

薏米冬瓜汤

材料：生薏米 50 克，冬瓜 150 克，盐、香菜末各适量。

做法：①提前用水将生薏米泡 4~5 小时。②将冬瓜洗净、切片。③生薏米入锅后，大火烧开转小火煮熟。④放入冬瓜，大火烧开后，转中火煮 3 分钟，加盐调味，撒香菜末。

薏米和冬瓜搭配，祛湿效果显著。

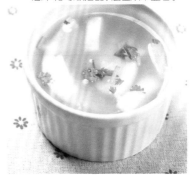

功效：有健脾祛湿、清热排脓、润肺生津、减肥降脂、美容养颜等功效。

王老师贴心叮嘱

寒性体质的女性，生活中应远离寒凉之物，如不吃冰冻的水果，不喝冷饮等。性质偏寒凉的蔬菜、水果，加热之后，寒性已经减了很多，不会伤及人体的阳气，是可以放心吃的。比如，梨是性寒的，但是煮熟之后再吃就好多了，寒性变弱，对脾胃的刺激就会减小。

寒性体质的女性不要生吃梨。

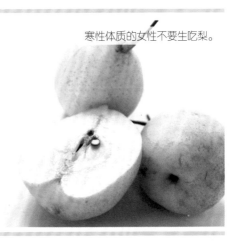

拍打心包经，清心除烦

心包经作为心脏的围城，代心受过，替心受邪，对心脏起着至关重要的保护作用。很多上班族，忙于工作，劳心劳神，有时会感到心烦胸闷。其实心烦胸闷、掌心发热、臂肘挛急、面赤等，都是心包经不畅的表现。轻轻拍打心包经至潮红是最简单有效的保养方法。

《灵枢·经脉》载："心主手厥阴心包络之脉，起于胸中，出属心包络，下膈，历络三焦；其支者，循胸出胁，下腋三寸，上抵腋下，循臑内，行太阴、少阴之间，入肘中，下循臂，行两筋之间，入掌中，循中指，出其端。"

王老师贴心叮嘱

经常拍打心包经，可以保护心脏的阳气。想要达到保健的作用，拍打5分钟左右即可；想要达到治疗的效果，则要持续拍打15分钟以上。任何运动，不管是散步、保健操等主动运动，还是按摩、刮痧等被动运动，都应该在饭后一小时之后再进行。

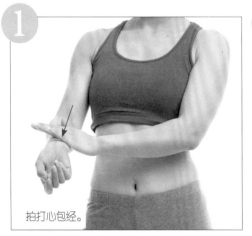

拍打心包经。

沿着心包经的循行路线进行拍打。

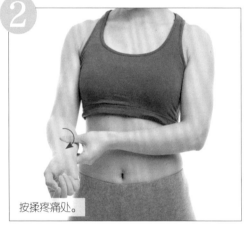

按揉疼痛处。

在稍微感觉疼痛的地方进行按揉，以疏通经络。之后，再继续拍打。

巧刮痧，除心火

心火旺分为虚实两种。虚火旺通常表现为口干、心烦、盗汗、睡眠不好等，实火旺通常表现为易怒、口腔溃疡、尿黄等。不管是虚火旺还是实火旺，都可以通过刮痧来调理。

刮痧可以疏通经络，调和阴阳。而且，刮痧具有双重作用，体内有热火，会泻火；体内有寒湿，就会祛寒除湿。

手少阴心经的本经，起始于心中，出来属于心系，向下至膈肌，联络小肠。它的分支，从心系向上，挟着食管上端两旁，与目系相连；外行的主干，也由心系出来，上行至肺，斜走出于腋下后廉，在手太阴肺经和手厥阴心包经的内侧行走，下行至肘节，沿前臂尺侧，到手掌后豌豆骨突起处，进入掌中，沿小指桡侧，出小指的末端。

王老师贴心叮嘱

刮痧时，要根据阴经和阳经的不同，在力度上有所区别。阳经，在人体的外侧，承受力较强，刮的时候，不会有太大痛感，力度可以稍微大点儿；阴经，在人体内侧，比较敏感娇嫩，刮的时候，力度一定要小，做到手法轻柔。

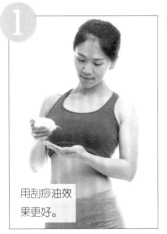

用刮痧油效果更好。

刮痧油可润滑皮肤，疏经通络，消炎镇痛。医用刮痧油通常含有红花、丹参等成分，效果更好。在家保健时，可选橄榄油、香油。

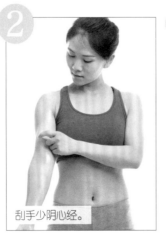

刮手少阴心经。

在手少阴心经上涂抹刮痧油，刮痧 3~5 分钟。

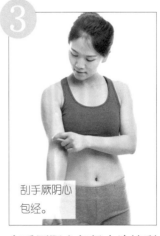

刮手厥阴心包经。

在手厥阴心包经上涂抹刮痧油，刮痧 3~5 分钟。

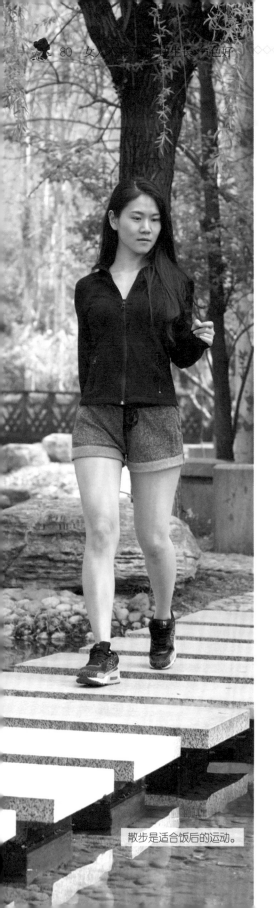

散步是适合饭后的运动。

勤散步，身体不再凉

老百姓常说:饭后百步走,能活九十九。"散步,可以促进胃部食物的消化,使其更有效地转化为水谷、津液、气血,营养全身。同时,散步又能活动全身的气血,气血循环顺畅了,身体就不再那么凉了。

散步不仅简单经济,又行之有效,是男女老少健身养生的好方法。那么晚饭后散步都要注意些什么呢?

首先,饭后不要立即散步。刚吃饱饭就去散步,会影响胃对食物的消化。食物进入胃之后,有一个慢慢消化的过程,这时去散步,特别是在步速过快的情况下,全身的气血不能集中于胃部,部分气血会运行至双腿和两臂,这样胃部对食物的消化吸收就会减弱,有时甚至会造成胃部不适,如引起胃痉挛,长久则会引起胃下垂。所以,吃过晚饭后,应该稍事休息,再去散步。

其次,应该先慢走,再逐渐加快。走得太快,胃部食物在地心引力的作用下会往下坠,可能会引发胃下垂。

饭后一万步，燃脂瘦身

有些女性谨遵"日行一万步,绝对减肥"的信条,每天都找机会多走些步数,可是身体却没有丝毫变瘦的迹象,电子秤上也显示着那再熟悉不过的字数,这也太打击人了吧,怎么办?

首先,运动要在饭后。如果你在饭前走了一万步,然后再吃个晚饭,身体消耗掉的能量又被吃回来了,谈何变瘦呢?

其次,要快走。让心率达到110~120次/分,血液供给心肌氧气,使身体进入有氧运动的状态。

最后,坚持一万步。达到一定的强度,人

体的脂肪就会转化为热量供给运动的需要，顺利达到燃脂瘦身的目的。经测算，这样的快步走，通常要持续一小时。前半个小时为预热，此时有氧运动主要燃烧的是人体中的糖分。后半个小时才燃脂，之前的运动，已将体内的糖分都消耗掉了，再运动，身体就会自动开启燃脂的功能，所以要坚持一万步。如果只走了一半，那脂肪还是老老实实地待命，一点都没有动用呢，瘦也就只能是个幻影了。

综上，晚饭后一小时，出去快走一万步，坚持就会胜利。体内有湿气，体质虚胖的人，可以循序渐进。刚开始走个十来分钟，慢慢地把身体调整好后，再开始减肥计划，延长运动时间，以免身体承受不了。

心火旺还宫寒，怎么办

心火旺还宫寒，在中医看来，属于寒热错杂，也是上热下寒的一种。这种体质的女性，通常表现为烦躁、气急，火气很大，但膝盖、腰、小肚子等又很凉，可以说是身处于冰火两重天。此时，应该在清心火的同时，进行温补。

想要清心火，可选用竹叶、莲子心、连翘心、灯芯草等凉性药；想要温通，可选用小茴香、肉桂、桂皮、丁香、木香、花椒、川椒等温性药；心火旺还宫寒的女性，应该将清火的药与温阳的药并用，同时把握好尺度。如果体内燥热、烦躁易怒、满头大汗，是热比寒重，此时凉性

药要比温性药多用一些；如果小肚子每天凉得像铁板似的，是寒比热重，此时凉性药只需稍微加一些竹叶或莲子心就可以了，而温性药应多放一些。

通常情况下，寒比热重的人要多一些。如果心内只是有小火，只需用莲子心等泡水喝就可以了，因为水本身就有灭火的作用。也可以用一些补血的药，如丹参，血是人体内的津液，也能把火给灭了。中医的灵活和智慧就在这里。

王老师贴心叮嘱

运动除湿寒，最简单

想要身体不寒不湿，要做到三点。第一，多运动；第二，不吃凉；第三，别着凉。其中，运动是关键。冰激凌、凉菜、冷饮等寒凉之物，以及冷风、凉水等，相对于人体来说都是外寒，不运动，这些外寒就会侵入人体或在人体内停留、积攒，只要运动，气血循环起来，湿寒难以侵入人体，而且运动后，人体会出汗，湿寒将随之排出体外。

中医认为，"动则生阳，静则生阴"。戌时，对于上班族来说，是最得闲的时候，做做运动，可以让身体更强健。此时心包经当令，如果你不想出门，就在家里多拍打心包经，可以让心包经的气血运行更顺畅，释放一下上班时的压抑、焦虑等。如果你想出去锻炼，那就更好了。找个环境好的地方，散步也好，快走也好，打打太极拳、跳跳广场舞都行，这对女性的身体是非常好的。

21:00~23:00
亥时
睡觉

烧烤
- 上火伤身
- 胃没办法休息

喝酒
- 加重三焦经的负担
- 酒精不利于良好睡眠

夜跑
- 寒气重
- 湿气也重
- 容易兴奋，对睡觉不利

洗澡
- 毛孔张开，容易受寒

玩手机
- 晚上在强光下看手机，眼睛易受损
- 睡前玩手机不利于入眠

想心事
- 夜晚想心事很不利于入眠
- 夜晚想心事很容易造成身体气滞，对女性特别不好

泡脚
- 水不能太热，不然寒气没有办法发散，很容易形成"寒包火"的情况
- 泡完脚以后最好不要立即用被子裹着，不然很容易聚湿气

王老师贴心叮嘱
亥时怄气没好处，此刻要保持心境平静，不生气、不狂喜、不大悲。如果夜里吵架，而且赌气很严重，到 23:00 气都还没消，那第二天一定精神萎靡不振。

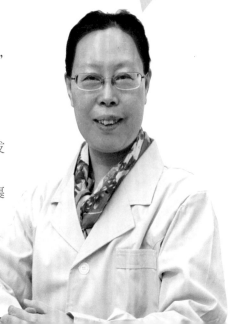

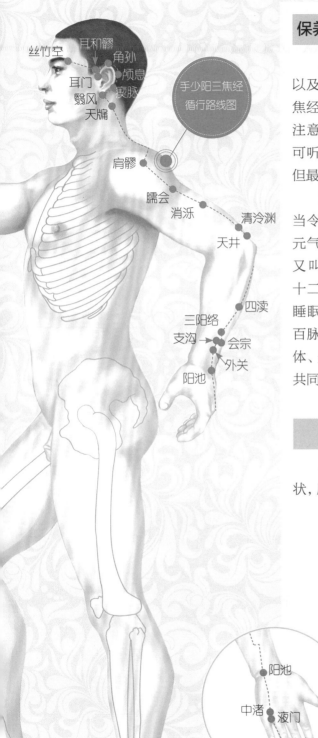

丝竹空
耳和髎
角孙
颅息
瘛脉
耳门
翳风
天牖

手少阳三焦经
循行路线图

肩髎
臑会
消泺
清泠渊
天井
四渎
三阳络
支沟
会宗
外关
阳池

保养三焦经的最佳方法和时间

　　三焦经集中于人体头部、颈部以及手臂外侧。入睡前轻轻拍打三焦经循行路线，拍打 3~5 分钟即可，注意拍打力度。若不想此时睡觉，可听音乐、看书、看电视、练瑜伽，但最好不要超过亥时睡觉。

　　亥时（21:00~23:00）是三焦经当令。三焦是六腑中最大的腑，为元气、水谷、水液运行之所。亥时，又叫"人定"，又名"定昏"等，是十二时辰中最后一个，是人们安歇睡眠的时候。人如果在亥时睡眠，百脉可得到最好的休养生息，对身体、美容十分有益。百岁老人有个共同特点，即在亥时睡觉。

禁忌

　　熬夜可能出现内分泌失调的症状，所以最好不要养成熬夜的习惯。

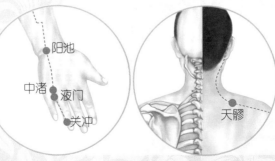

阳池
中渚
液门
关冲

天髎

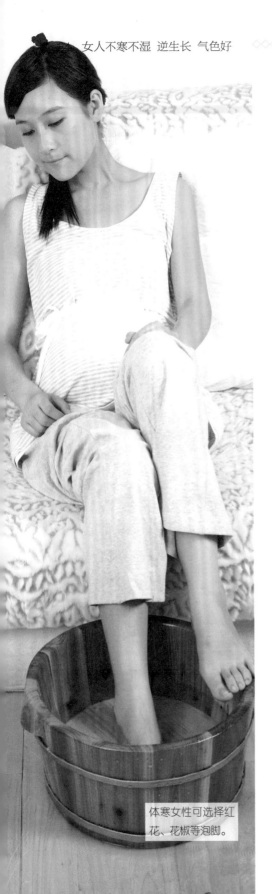

体寒女性可选择红花、花椒等泡脚。

晚上吃烧烤喝冰啤要不得

　　现在女性上班很忙，亥时可能刚刚加完班，饥肠辘辘，回家路上来一顿烧烤配冰啤，嘴巴是过瘾了，身体可能就吃不消了。女性体质本属阴寒，极易受寒湿之气入侵，不可过于贪凉。冰镇食品对女性的害处前面我们已经讲过了，此处不再赘述。亥时吃东西也是十分不好的。

　　胃其实是个十分敏感的器官，如果没有按时按点吃饭，它很可能会进行"示威"，甚至影响人体其他系统的工作。

　　首先，可能导致肥胖。长时间饥饿让人对食物非常渴望，很容易饥不择食，往往看到什么就吃什么，通常会选择些不健康的食品，比如，烧烤。满足地吃完饭，很多人常是简单洗漱下就躺在床上休息了。殊不知，饭后血液中糖、脂肪含量升高，再加上缺乏运动，热量过剩，从而转化为脂肪，易导致发胖。

　　其次，可能会使患胃癌风险提高。日本东京大学针对胃癌患者进行的研究发现，38.4%的人吃饭太晚或不规律。研究人员分析认为，胃黏膜上皮细胞寿命很短，每2~3天就要更新一次，更新过程一般在夜间胃肠休息时进行，如晚饭吃得太晚，胃肠得不到休息，胃黏膜便不能得到及时修复，久而久之可能增加胃癌风险。如果常吃油炸、烧烤等食品，风险更高。

　　最后，会影响睡眠。胃肠被迫"加班"直接影响睡眠，导致入睡困难或多梦、浅眠甚至失眠等问题，时间久了让人无精打采，甚至导致记忆力衰退、神经衰弱等。

花椒水泡泡脚，散寒又祛湿

俗话说："热水泡脚，胜吃补药。"用花椒水泡脚比用热水泡脚促进睡眠的效果更好。花椒水泡脚的方法：用一个棉布包40~50克花椒，用绳系住，加水煮开后用这个水泡脚即可。当然，花椒包是可以反复使用的，用一周左右再换新的就可以了。

中医认为，花椒可以温中止痛、祛湿散寒。用花椒水泡脚和用当归、红花泡脚有异曲同工之妙，都能活血通络，使整个机体的血脉畅通，浑身感觉暖融融。此外，花椒还是一种天然的消毒剂，用花椒水泡脚能辅助治疗脚气。

中医讲"上病下治"，泡脚可以促进机体血液循环，增强呼吸系统的屏障功能，因此可以帮助缓解咳嗽症状，减少感冒发生。泡脚时可以促使血液由上往下走，因此血压也容易平稳。

花椒水泡脚有哪些注意事项

1. 泡脚的时间不能太长，一般以刚刚出汗为宜，最好不要出大汗。对于刚开始泡脚，或者是寒性体质的人来说，可能最初一段时间出不了汗，这是体内寒气大的表现，可适当加大用量和频率，直到出汗为止。

2. 花椒水泡脚不宜长期连续进行，感觉原来的病症消失，就应该停止几天，等出现不适症状时再进行，否则可能出现中医古籍中说的"乏气"和"火自水中生"等现象。

对此，我的体验是：过度使用花椒水泡脚，主要造成"肺火"，然后"壮火食气"，导致气虚，另外还易出现咳嗽、流涕痰多、易感冒等问题。

3. 阴虚者，在用花椒水泡脚过程中，要注意及时补阴，特别是冬天。因为花椒水泡脚有通水道、祛寒、消食等作用，且在此过程中还有出汗的现象，所以同其他补阳药物一样有些"燥"的感觉，特别对于有阴虚症状的人，花椒水泡脚要结合补阴，否则会加重阴虚的症状。

泡脚是门学问

王老师贴心叮嘱

春天泡脚，开阳固脱；夏天泡脚，祛湿除热；秋天泡脚，清肠润肺；冬天泡脚，丹田暖和。

水中放盐，治便秘，还可消除疲劳，帮助睡眠。水中放醋，祛除脚臭，治脚气，促进血液循环，祛除风湿。水中放生姜、陈皮、薄荷，治脾胃虚，暖脾胃，祛湿邪。水中放白芍、益母草、当归，治痛经；益母草去瘀生新，活血调经；当归补血活血、调经止痛，还可以使皮肤白皙红润，改善手脚冰凉的问题。水中放干姜，治风湿骨痛、怕冷。

泡脚禁忌：一忌刚吃饭或空腹泡脚，应饭后半小时再泡；二忌水温过高，应在40~50℃；三忌时间过长，应在20分钟左右，微微出汗就可以了；四忌自作主张，乱放中药。经期或妊娠期妇女，以及有出血症状的患者不可泡脚。

泡脚时，如果上半身不出汗，下半身出汗，可能是肾寒；如果是上半身发热，下半身不出汗，可能是气虚。

亥时养生养三焦

亥时，周身气血流注三焦经，三焦经当令。三焦经是元气、水谷、水液运行的地方。亥时是十二时辰中的最后一个时辰，之所以被称为"人定"，意思是夜已深，人们停止活动，安歇睡眠。应该在晚上十点半之前就上床睡觉。对于有心肾疾病、低血压、低血糖、阳气虚者，应在此时及时服药，以防夜半病发。

所谓的"三焦"，是人体上、中、下三焦的总称。它作为六腑之一，可使各个脏腑间相互协调、步调一致，同心同德地为身体服务。三焦作为外膜能够完全包裹整个体腔，显然要比其他脏腑大，故又称之为"大腑"。人体的水液之所以能够正常排泻，与三焦经的作用是分不开的。

王老师贴心叮嘱

经常手脚冰冷的女性如果坚持按摩阳池穴，经过一段时间后，会感觉手脚冰冷有所改善。为什么有这样的效果呢？阳池穴是手少阳三焦经中的原穴，有调理三焦，温暖全身的重要作用。三焦经气血在阳池穴吸热后化为阳热之气。只要刺激这一穴位，便可迅速畅通血液循环，暖和身体，消除发冷症状。

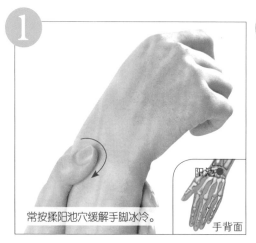

常按揉阳池穴缓解手脚冰冷。

阳池穴在腕背横纹中，当指总伸肌腱的尺侧缘凹陷处。找穴窍门：手背上翘后，腕部出现皱褶，在靠近手背侧皱褶上按压，压痛点即是。经常按摩此穴，可以缓解女性朋友的手脚冰冷症。

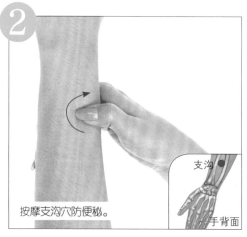

按摩支沟穴防便秘。

支沟穴在手背腕横纹上四横指处。经常按摩支沟穴可治疗便秘。每日早晨于排便前进行，用拇指按摩双侧支沟穴，由轻到重，有酸麻胀痛感，按摩片刻后即感肠蠕动加强而产生便意，并顺利排便。

养好三焦不生病

三焦通行元气。人的元气在肾，为先天之精转化而来，通过后天之精的滋养，从而形成元气。元气借助三焦输往全身的五脏六腑，充沛于全身，来激发和推动各个脏腑组织的功能活动。《易经》认为，我们身体的阴阳平衡直接受三焦的管理，若三焦不通，必然疾病丛生。当三焦经多气少血，气动气乱时，人就会生病。

女性除了手冷脚冷、便秘等问题可以通过刺激三焦经改善外，像耳聋、耳鸣、喉干痛、精神病也可以借助此经来缓解。平时照顾好三焦是对健康的最大"投资"。此外，单独使用三焦经上的穴位也能对人体起到很好的保健作用。

王老师贴心叮嘱

三焦的功能归纳起来主要是：运化水谷精微，通调全身水道，调整全身气化。因此，如果把全身当作一条通道的话，那么三焦就是让通道顺畅无阻的关键。常常刺激下面提到的这些穴位，有病治病，无病强身，对于调节内分泌系统，增强免疫力有很重要的作用。

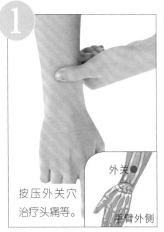

① 按压外关穴治疗头痛等。外关　手臂外侧

外关穴在手背侧，腕背横纹上 2 寸，尺骨与桡骨之间。和内关穴相对，按压外关穴 20~30 次，可治头痛、头晕、失眠等。

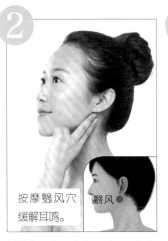

② 按摩翳风穴缓解耳鸣。翳风

翳风穴在耳垂后方，乳突与下颌角之间凹陷处。两指同时按压两耳后方的翳风穴数次，经常按摩可缓解耳聋、耳鸣、牙痛等。

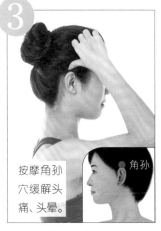

③ 按摩角孙穴缓解头痛、头晕。角孙

角孙穴位于耳尖直上入发际处。经常按摩角孙穴具有醒脑安神、开窍镇痛、聪耳明目的功效。适用于头痛、头晕、失眠等。

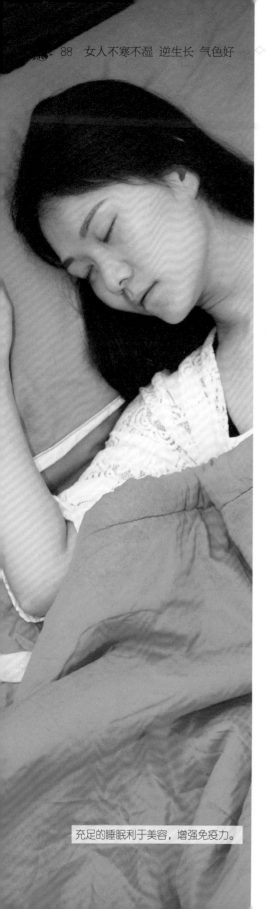

充足的睡眠利于美容，增强免疫力。

睡觉流口水，睡前拍脾经、三焦经

生活中有些朋友经常会发现早上醒来时枕头边有一摊口水，或者趴在桌子上睡觉醒来会发现一摊"哈喇子"，如果不小心被别人看见，真的会非常影响形象。大部分人只是觉得难堪，却并不关心到底是为什么总爱流口水。其实这有可能是你的"脾"在发出警示，你应该关注一下"脾"是不是虚了。

有人认为口水就是唾液，其实这种说法是不对的，因为这两种液体是不一样的。有个成语叫"垂涎三尺"，这里的"涎"就是指口水，"垂涎三尺"的意思是人对某种食物或好东西非常羡慕，以至于不自觉地流下了口水。因此，口水是人体自主分泌出来的，而唾液是人为有意识地吐出来的。

中医有"五脏化液"的理论，具体来说就是"心为汗、肺为涕、肝为泪、脾为涎、肾为唾"，换句话说就是口水是由脾产生的。正常情况下嘴巴是闭合的，所以口水不会流出，但是中医里还有"脾主肌肉，开窍于口"的说法，脾虚的时候会导致肌肉松弛而失去张力和弹性。尽管平时我们会有意识地闭嘴把口水挡住而不至于溢出，但是当我们睡着的时候，嘴巴就因为不被控制而不自觉地张开了，于是口水就流出来。因此，如果睡觉时总流口水，我们就应该想办法解决自己脾虚的问题了。

该睡觉的时候就睡觉

中医里讲的是天人合一，天人相应。白天属阳，是活动工作，消耗精力的时间；晚上属阴，主要的任务就是休养生息、养精蓄锐。那晚上什么时候入睡最好呢？我们晚上最佳的入眠时间是在子时23:00到后半夜1点之前，也就是亥时21~23:00之末睡着。这样不仅能够使身体得到良好的休息和调养，促进阳气的生发，还是养阴的至要之法。

刚刚我们已经讲过，白天属阳，夜晚属阴。所以，对应来说，白天就是养阳之要时，夜晚则为养阴之天机。那晚上用什么办法最能养阴呢？中医讲，动养阳，静养阴。也就是说，养阳气的最好办法是活动，而养阴的最佳途径则是安静地休息。养阴效果最好的，莫过于夜晚的睡眠，对现在的人来说尤其如此。

如今人们工作、生活上有那么多的烦心事儿，又有电视、网络等媒体上的五花八门的信息诱惑，要想真正让自己安静下来是很不容易的，于是睡眠就成了最能让我们安静修养的办法。睡眠是身体的一种本能，身体疲劳了自然就会犯困，这样就不得不睡。

"子午觉"在我们的睡眠之中是相当重要的。自然地，落实到晚上就是"子觉"了，子时，我们应该进入深度睡眠，也就是熟睡的状态。如果想要实现这个目标，在亥时入睡就是必须要保证的事情。古人讲"先睡眼，后睡心"，如果亥时不能上床，不能让自己安静下来，做到"先睡眼"，那到子时的时候就不可能熟睡，做到"后睡心"。

古人把亥时又叫人定、定昏。什么意思呢？简单理解，人定，就是说这时人应该停止一切活动进入睡眠，让身体和精气神都安定、安静下来；定昏也是这个意思，就是该安定，该睡觉了！中医讲"天人相应，同气相求"，天有昼夜，人有起卧，到晚上的亥时，天地万物都已经安歇入眠了，此时六爻皆阴，天阳全部潜藏于地下，阴气主导整个世界，自然界讲入了黑暗寂静的状态，人是自然界的一分子，这时候也应该通过安静睡眠来养阴，以与天地相应，此时也正是人最容易进入深度睡眠的特别时机！

养成良好生活习惯

王老师贴心叮嘱

现在，很多人只知道"用阳"，拼命地工作、吃喝玩乐，不知道"养阴"，要么睡眠不足，要么颠倒阴阳。睡眠不足多半是因为玩乐、加班等耽误了睡觉，占用了睡眠时间；颠倒阴阳是另一种情况，很多"夜猫子"，以文化艺术工作者居多。有的是因为工作性质的原因，需要上夜班；有的则是自愿为之，就像猫头鹰一样，昼伏夜出，晚上工作活动，白天睡觉。但这违背了天人合一、天人相应的总原则，阴阳黑白全颠倒，把自己身体的脏腑功能和气血活动整个搞乱了，偶尔一次不要紧，长期如此是非常不利于身体健康的，俗话说，熬一夜十天都补不过来。

养生首先要追随自己的身体，要追随自然规律，不要跟自然规律唱反调，要把握好生活中的细节，养成健康的生活习惯、生活方式，这才是养生最大的智慧。

23:00～ 次日 1:00
子时
睡觉

吃东西
- 难以消化
- 伤身体

喝冷饮
- 加重体寒
- 刺激黏膜，影响胃的消化功能

熬夜加班
- 劳心伤神
- 影响胆经休息

在外夜生活
- 沾染湿寒
- 睡眠不足，伤胆经

睡觉
- 睡眠是最好的神补方法

王老师贴心叮嘱

人生的气机每天都是从"子时"生发的，所以这个时候要让自己得到充分的休息。睡眠与人的健康有很大的关系，睡觉就是在养生。在"子时"把睡眠养住了，对第二天至关重要。

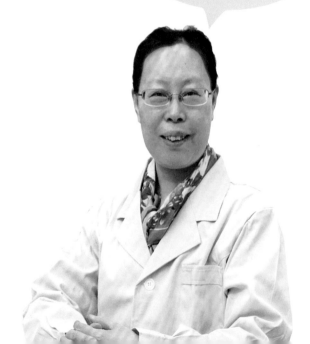

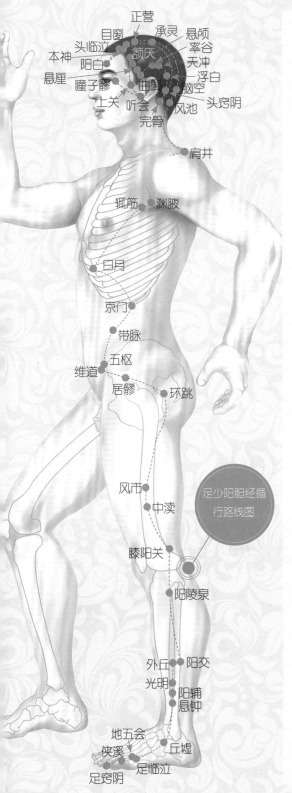

正营
目窗　承灵　悬颅
头临泣　　颔厌　率谷
本神　阳白　　天冲
悬厘　　　浮白
瞳子髎　曲鬓　脑空
上关　听会　风池　头窍阴
完骨
肩井
辄筋　渊腋
日月
京门
带脉
五枢
维道
居髎　环跳
风市
中渎
足少阳胆经循行路线图
膝阳关
阳陵泉
外丘　阳交
光明
阳辅
悬钟
地五会
侠溪　丘墟
足窍阴　足临泣

保养胆经的最佳方法和时间

胆经循行路线长，从头到脚，部位多，功能广。若选择子时入睡，可在睡前拍打胆经，头部可用手指刮拭，但要注意拍打力度，以舒适为宜，拍打过重不利于入睡，每次 3 分钟即可。

子时（23:00~1:00）一阳初生，犹如种子开始发芽，嫩芽受损影响最大。《黄帝内经》认为，子时为阴气最重的时刻，之后阴气渐衰，阳气渐长。阴主静，阳主动，人体此刻最需安静，我们此时最宜安然入睡。人在子时前入睡，晨醒后头脑清醒、气色红润，没有黑眼圈。反之，常于子时内不能入睡者，则气色青白、眼眶昏黑。同时因胆汁排毒代谢不良更容易生成结晶、结石。

禁忌

子时最好不要吃夜宵或做剧烈运动，以免影响入睡。

失眠，尝试按摩印堂穴

压力大，烦心事多，失眠正在成为现代人不可避免的问题，但是不少人仍采取忽视的态度。作为失眠高发人群的女性更存在着一些误区，认为失眠就是个小问题，不用治疗也不用重视。由于女性自身的生理特点、心理特点，相对于男性更容易被失眠所困扰。

女性长期失眠，皮肤暗淡无光，心烦气躁还只是最轻微的，很多严重失眠患者在经历长期失眠折磨后还患上了其他疾病，如高血压、冠心病、脑出血、乳腺癌、偏瘫、糖尿病等。研究发现，每晚平均睡眠 5 个小时的中年女性要比平均睡眠 8 个小时的女性更易得病；此外，长期失眠还会加速女性皮肤的老化进程，增加身患乳腺癌的风险。

王老师贴心叮嘱

药补不如食补，食补不如神补。睡觉就是最好的神补方法，但是现在有很多人常常失眠，导致整个人没精打采，甚至精神恍惚，工作、学习都无法专心。睡不着时，可以刺激下图所示穴位，让入睡容易些。

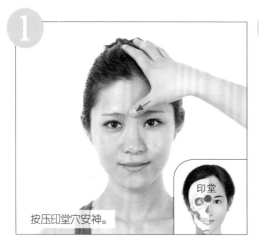

按压印堂穴安神。 印堂

印堂穴位于人体的面部，两眉头连线中点即是，为经外奇穴。用屈曲的拇指轻轻地压印堂穴，并轻柔和缓地揉动，以局部感觉发麻、发胀为宜。一般轻揉 2 分钟。有安神的作用。

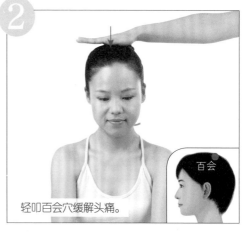

轻叩百会穴缓解头痛。 百会

百会穴在头顶正中心。头为诸阳之会，百脉之宗，百会穴为各经脉气会聚之处。用右空心掌轻轻叩击百会穴，每次 10 下，能够安神定志，缓解由失眠引起的头痛。

安眠穴治失眠，效果更好

按摩对神经系统、血液循环系统、内分泌系统、免疫系统、呼吸系统、消化系统等的细胞、组织、器官都有影响。以神经系统为例，按摩手法可以调整大脑皮层的兴奋与抑制过程，有节律的轻柔手法有镇静安神的作用，可以解除大脑的紧张与疲劳状态。一般情况下，以缓慢轻柔而有节律性的手法反复刺激人体后，对神经系统具有镇静、抑制作用；急速沉重的手法具有兴奋作用。

此外，按摩手法具有重要的暗示作用。在催眠过程中，按摩可以作为帮助患者进入催眠状态的手段。在心理治疗过程中，按摩手法的生理效应、心理效应同时发生作用。由此可见，适当地按摩对助眠是有好处的。

王老师贴心叮嘱

大多数失眠是由精神因素引起的。失眠时很重要的一点是，千万不要刻意想失眠这件事，也不要过于忧虑，甚至提前暗示自己，千万不要失眠。内心的紧张、忧虑反而会加大失眠的概率。

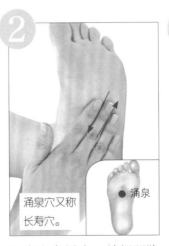

❶ 按揉安眠穴镇静安眠。 安眠

❷ 涌泉穴又称长寿穴。 涌泉

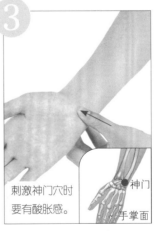

❸ 刺激神门穴时要有酸胀感。 神门 手掌面

安眠穴在耳垂后凹陷与枕骨下凹陷连线的中点处。拇指按揉安眠穴，其余四指轻扶头部作支撑，力度轻柔。能镇静、安眠。

涌泉穴在足底。前部凹陷处第2、3趾趾缝纹头端与足跟连线的前1/3处。四指从足跟向足尖方向反复推搓。能补肾安神。

神门穴在手腕，手腕关节掌侧，尺侧腕屈肌腱的桡侧凹陷处。可掐、揉、刺激，有轻微酸胀感。可补益心气，安定心神，安神助眠。

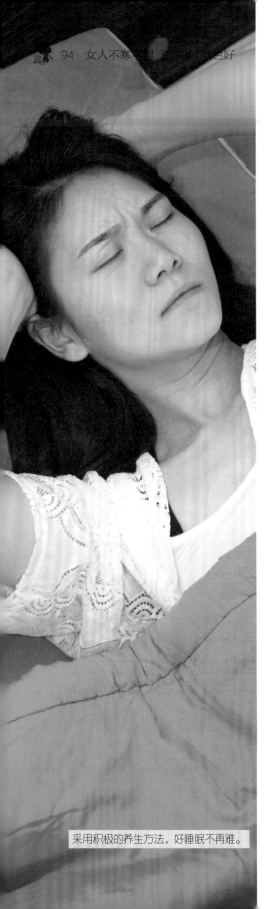

采用积极的养生方法，好睡眠不再难。

各种方法治失眠

精神催眠法。精神催眠法最重要的就是让全身放松。闭上眼睛，然后把精神集中在身体的一个部位，意念不断深入，身体不断放松，渐渐地就会进入睡梦中去。这相当于一种梦幻或精神恍惚的状态。

自我疲劳法。部分人可能是因为白天生活比较空闲，所以晚上的精神会很好。这类人群可以选择在傍晚适当地做些运动，如散步、下棋等。身体和精神上累了，躺在床上进入睡眠状态也就快了。

音乐放松法。轻音乐会对睡眠有较好的促进作用。首先不要去想一些乱七八糟的事，清空脑子里的东西，然后听带有自然界声响的音乐，如林海的风声等有规律的波动声，可以让人迅速入眠。

饮食调节法。睡前可以吃根香蕉，再搭配着喝一杯热牛奶。这样既有助于睡眠，对身体健康也很有帮助。一定要记得，睡眠不好的人晚上不要喝咖啡、茶以及含酒精的饮料，尽量少吃糖果、谷类食物。尽管吃这些是否影响睡眠大部分是因人而异，但是睡眠质量不好的人尽量少尝试。

睡前泡脚法。睡前泡脚可以有效缓解疲劳，从而改善晚上的睡眠质量。泡脚适宜温度是40~45℃，泡脚时间保持在15分钟以上，泡脚水要浸过足踝骨以上。最好能保持恒温，稍冷时适当加入热水就可以了。

仰卧揉腹法。晚上睡觉之前先仰卧在床上，然后用右手按照顺时针的方向围绕肚脐，稍加用力揉腹，一共揉120次；然后再用左手逆时针方向同样绕脐揉120次。这种方法对失眠具有很好的治疗功效。不管是什么原因所导致的失眠情况，都可以通过这种方法得到有效缓解，尤其是对上半夜进入深睡有着非常好的作用。如果下半夜难以入睡的话，还可以按照此方法继续按摩一段时间，同样可以治疗失眠。这种揉腹的方法不仅有利于促进睡眠，同时还有利于肠胃的健康，尤其是一些经常有习惯性便秘的患者，在平时生活中更应该通过这种方法来起到预防以及治疗便秘的作用。

很多人晚上上床后经常会不由自主去想白天发生的事情以及工作上的事情，这种习惯会导致脑神经逐渐变得兴奋，因而难以入眠。如果实在睡不着，可以试着离开卧室到其他房间，听听轻音乐或者是看一些书籍等，等有困意的时候再回到卧室，这个时候通常都能很快入睡。如果这样还是失眠，可以重复此步骤，失眠问题自然能够得到解决。同时，睡眠质量不好的人在白天还要注意尽量减少睡眠时间，如果需要午睡，时间也要注意控制在半个小时之内，否则白天睡的时间太多更容易导致晚上失眠。

经常失眠，可以适量吃安眠药

现在很多专家都说用安眠药辅助入眠是不可取的，长期服用容易导致药物依赖。很多人因此特别排斥安眠药，常常是被失眠折磨得头痛不已，还在靠意志和睡眠做斗争。其实这种做法是不对的。

经常失眠，可以在医生的建议下，适量地服用安眠药。提起安眠药，很多人觉得它的危害性很大。其实，国外早就有研究，失眠所导致的记忆缺损和衰退远远高于安眠药给身体带来的危害。

吃药的确是有副作用的，但是吃安眠药的副作用相比较长期失眠所带来的伤害，真的是小太多了。

王老师贴心叮嘱

放下压力，调整心情

50%以上的失眠是由心理问题引发的。比如现代女性，工作压力大，精神一直处于紧张状态，这些都是影响睡眠的重要因素。所以，保持一个相对放松的状态对健康是十分重要的。要知道，女性的很多困扰和疾病与心情都是有密切关系的。

如果近期为失眠所困扰，那么不妨放下压力，试试之前讲过的那些改善失眠的方法吧。当所有的方法都不是很管用时，那就不要扛着，可以在医生的指导下，适量地吃些安眠药。不要因为安眠药的传言而害怕吃药。

如果长期而持续地被失眠折磨，请一定要认真对待。治疗严重失眠不是靠几片安眠药就能解决的。失眠者应该找医生先确定病因，再对症治疗。

选对床上用品很重要

我们人生三分之一的时间都是在睡眠中度过的，足以可见睡眠的重要性。衡量人们是否拥有健康睡眠的四大标志是：睡眠充分时间足；入睡容易；睡眠连续不中断；睡眠深，醒来倦意全消等。

对于睡眠来说，选择寝具也至关重要。

床垫

睡眠质量的好坏与床垫息息相关。所选的床垫是否合适，要试躺了才知道。我们在选择床垫时可从床垫的通透性、减压性、支撑度、服帖性、床面张力、睡眠温度和睡眠湿度等方面来考虑。

由于每个人的体重、身高以及个人生活习惯各不相同，人们可结合自身的具体情况来综合选择适合自己的床垫。其中最基本的要求是仰卧时能保持腰椎生理前凸，身体曲线正常；侧卧时以不使腰椎弯曲、侧弯为原则。

现在是网购的时代，很多人喜欢从网上买各种东西。但是在购买床垫时，最好能亲自躺在床垫上，试试睡在上面的感觉。试躺时，应该先坐在床垫边，站起来后，若发现床垫坐过的位置下陷了，表示床垫太软；平躺在床上，尝试将手掌插入腰和床垫的缝隙，如果手能够轻易地在缝隙中穿插，表示床太硬；如果手掌紧贴缝隙，表示软硬适中。在选购双人床垫时，最好两人一起测试，较重的一方可以在垫上翻身，看床垫摇动是否会影响到另一方。

其次，用手摸并拍床垫，如果在上面能摸到弹簧，就说明垫料太薄，睡觉时可能会被顶着，感觉不舒服。如果用手拍床垫，感觉有点"空"，则表示床垫内胆与垫之间有空隙，不能有效承托身体，容易变形。

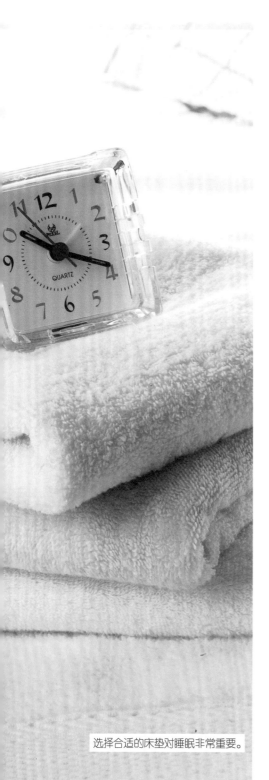

选择合适的床垫对睡眠非常重要。

对床垫的软硬度要求，近年来说法不一。那么，床垫到底该软还是该硬？其实，适合自己的就是好的。

软床垫会降低脊骨承托，对脊柱不利，但是硬床垫的舒适度又不够，很多人因为睡硬床而影响了生活质量。所以过硬过软的床垫对健康睡眠都不利。与偏硬的木板床垫和偏软的海绵床垫相比，软硬适中的弹簧床垫更有利于获得良好的睡眠。

富有弹性的床垫对身体支撑力的分布比较均匀合理，既能起到充分的承托作用，又能保证合理的脊柱生理弯曲度。使用弹簧床垫睡眠更加安稳，能够提高睡眠效率，睡醒后身体舒适感高，精神状态较好。

枕头

枕芯最好每 6 个月更换一次。枕头的类型很多，如环保舒适的荞麦枕，价格较便宜的化纤枕，可按摩和促进血液循环但价格也较昂贵的乳胶枕，质轻透气但不能水洗的羽绒枕，传统中药材混合草料制成的药用保健枕等。

选择枕头应注重枕头的支撑力与服帖度，购买前应注意感觉、高度、弹性、硬度是否适宜。怕热或者较容易出汗的人可选择透气性佳的，如羽绒枕；如果有偏头痛的问题，则需要注意头部的保暖性，可选择乳胶枕等。成年人的枕头高度以仰卧时高为 10~15 厘米、侧卧时高为 15~20 厘米为宜。

如果你喜欢平躺着睡觉，枕头的高度应该是自己一个拳头的高度，在靠近脖颈部位的地方，填充物要柔软；喜欢侧睡的人，枕头要稍微硬一些、高一点，枕高是一个拳头的高度再加一掌的厚度。

每 6 个月，最长不超过 2 年，就要更换一次枕芯。

王老师贴心叮嘱

根据体质选被子

被子是与人体最亲密接触的床上用品。睡眠质量的好坏和被子也是息息相关的。面对市面上名目繁多的被子，我们在选购的时候应该充分考虑使用者的体质和身体情况进行选购。

羽绒被是最轻盈的被子，其主要填充物是鹅绒和鸭绒两种。两者相比较，鹅绒被要比鸭绒的好一些。但不管哪种羽绒被，其主要质量指标为含绒量。一般来讲，含绒 50% 以上的为优质羽绒被。其优点是保暖性好，并具有良好的吸湿性、透汗性，比较干爽。因为羽绒被还具有轻、柔、软的特点，其重量要比棉被等轻很多，使用时不会对人体造成压迫感，因此适宜患高血压、心脏病、血液循环不良的人及老人、孕妇、儿童等使用。

蚕丝被是最"绿"的被子。最好的蚕丝被应该是用 100% 的桑蚕丝做填充物，因此蚕丝被是"绿色"环保的被子。

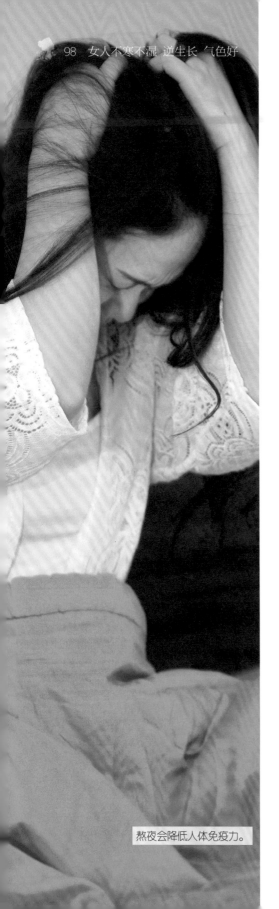

熬夜会降低人体免疫力。

熬的夜怎么补回来

我们都知道,睡眠质量的好坏会直接影响人们的健康状态,经常熬夜会危害人体健康。那么,怎样才能把熬夜的危害降低到最小呢?

首先,预先睡眠。如果你已经知道晚上可能要熬夜了,那么在白天最好预先补眠。如果能在白天就预先补眠 1~2 小时,晚上睡眠需求就会变少,可以减轻熬夜的痛苦。

如果白天没有补眠,等到晚上熬夜极度疲劳时再喝咖啡,可能也无法真正提神。如果熬夜工作到一半觉得很累,就不要再硬撑,小睡 10~30 分钟会很有帮助,因为熬夜会刺激自主神经,让心跳加快、血压上升,如果中间能休息 30 分钟,可以减少心跳加快、血压上升的症状,情绪也会比较稳定,有助于集中注意力。

其次,准备一定的宵夜,量在自己吃 3~6 分饱之间,因为吃太饱会加重肠胃负担,让你更想睡。淀粉虽然可以让神经、心情变好,有助于提升工作效率,但是如果宵夜中的淀粉量太多的话,会让人昏昏欲睡,其实,搭配一些蛋白质是不错的选择,例如半碗面和几片薄薄的肉。泡面营养很少,不适合做宵夜。

再次,隔天补眠也是个非常不错的办法。老百姓常说,怎么丢的怎么补回来。熬夜一天,通常需要花十天才有可能补回来,熬夜后的白天最好用来补眠,调整日夜周期。当然,很多人因为工作而熬夜,第二天自然无法全天的休息。那么,中午最好睡个午觉,不要过度透支体力。

晚上回家后,可以泡热水澡加速血液循环,能较快消除疲劳。现代人生活不规律,缺乏运动,30 岁以上就有可能发生急性病症,例如心肌梗死、脑卒中等,尤其在熬夜过后,急性病症更容易发作。

最后，还可适当放松肌肉。熬夜时久坐在书桌或电脑前，不但肩颈容易僵硬酸痛，长时间打字、使用滑动鼠标也会让手腕吃不消。适当的运动有助于缓解这些症状。首先，站起身来动一动，做些柔软操，可以让紧绷的肌肉放松一下。然后按摩太阳穴、风池穴、合谷穴，按压10秒停5秒，做大约5分钟，有提神的作用。长时间盯着书本或电脑屏幕，眼睛容易干涩，最好每30分钟就把视线移开一次。

此外，还可以敷面膜或眼膜。如果担心睡眠不充足会导致脸色暗沉，可以在起床后立刻敷面膜或眼膜，以促进脸部的微循环，快速让气色变好。皮肤需要温柔对待，水温过冷或过热都会造成刺激，只要用微温的水清洁即可。

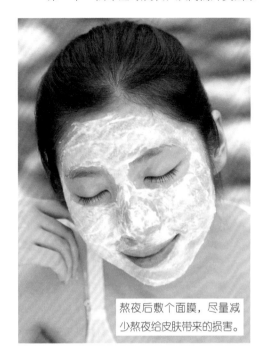

熬夜后敷个面膜，尽量减少熬夜给皮肤带来的损害。

熬夜会使人疲倦没精神，出现黑眼圈、皮肤发黄暗淡、长痘痘。那么熬夜后应该如何补救呢？怎么做能保持熬夜后依然容光焕发呢？下面来看看怎么从熬夜前、熬夜后这两个阶段补救吧。

熬夜前：皮肤新陈代谢的速度在夜间24点至凌晨6时之间最为旺盛。在熬夜前喝一杯牛奶，有益护肤，延缓皮肤衰老。

熬夜后：有人习惯在熬夜后喝一杯浓茶或咖啡缓解疲劳，提升精力，可是到了该睡觉的时间却睡不着了。时间长了很可能会导致神经衰弱。因此，熬夜后要尽快补眠，保证充足睡眠。

王老师贴心叮嘱

现在，越来越多的人开始熬夜。有些人是因为工作原因不得已而为之。有些人是为了看电视，其实这样做都是不应该的。

很多人因为工作的原因而耽误了身体，到医院来看病，我常常对他们说，身体是革命的本钱，工作是做不完的，但是身体是很容易拖垮的。其实，熬夜去工作是十分不健康的行为，对身体很不利，本末倒置。所以现在年轻人，尽量不要熬夜。

有一句话说得好：你怎样对待身体，身体就怎样回报你。你对健康不在乎，不好好对待身体，那身体也会给你点"颜色"看看。

熬夜上火巧按摩

在生活中，晚睡的人可不在少数，不管是什么原因，这种生活习惯都是非常不利于健康的，而且有这种生活习惯的朋友也要面对频繁上火的问题，应对和解决因为熬夜而上火的问题，我们推荐下面的两种按摩方法。

很多人作息规律被打乱，每天都玩到很晚。中医认为，夜间应该是阳气下降阴气上升、安静入睡的时段。夜里到凌晨不睡觉，会使人体内的阳气得不到正常的休整，而且熬夜容易耗伤阴气，身体很容易上火，出现头晕、咽喉肿痛、烦热口渴、便秘、小便黄等症状。除了多饮水、戒烟酒、调理膳食、规律作息以外，按两个穴位也有助于降火。

王老师贴心叮嘱

对于熬夜出现的各种副作用，各有各的方法。在日常生活中还是要具体问题具体分析的，比如疲劳，我们就可以按摩一些穴位缓解疲劳；而熬夜也容易上火，上火的时候可以按摩照海穴和涌泉穴。

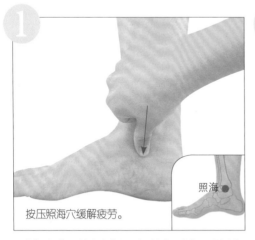

照海

按压照海穴缓解疲劳。

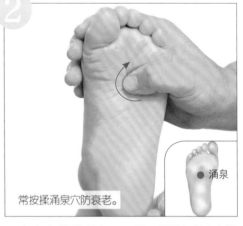

涌泉

常按揉涌泉穴防衰老。

照海穴位于足内侧，内踝尖下方凹陷处。按压此穴能缓解咽喉干燥、目赤、失眠等阴虚火旺引起的症状。按压时，感到酸、麻、胀就可以了；按压时间不宜太长，5~10分钟即可。

涌泉穴在脚掌前部1/3处，脚缘两侧连线处。《黄帝内经》载："肾出于涌泉，涌泉者足心。"肾经之气犹如源泉之水，涌出灌溉周身四肢各处。此穴对于滋阴降火很有意义，可以缓解上火引起的口干、眩晕、焦躁等。

饮食法补充营养

增加优质蛋白摄入。熬夜之后第二天早上一定要注意增加优质蛋白质的摄入，这样能够帮助身体补充能量，还能提高第二天的工作效率。动物蛋白质含量丰富的食物有鱼虾、禽肉、畜肉、蛋类等。

补充维生素：熬夜的人是很容易缺乏维生素的，在这样的情况下就要及时地给自己补充维生素。比如，维生素 A、B 族维生素、维生素 C、维生素 E 这四大维生素不得不补。

王老师贴心叮嘱

白昼为阳，夜晚为阴，过度熬夜则伤阴，阴液不足则会出现烦躁、口干、口腔溃疡、大便秘结等症状，睡眠不足还容易引发胃病。

中医认为，酸枣仁性平味甘，有养心安神，敛汗生津之功，本品性质平和，甘补酸收，可补养心肝，收敛心气，为养心阴、益肝血、宁心神的良药。

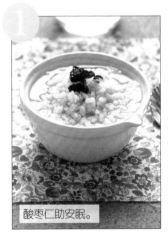

酸枣仁助安眠。

炒酸枣仁 300 克，加水 1500 毫升煎至 1000 毫升去渣；粳米 50~100 克洗净后放入药液中煮粥，加少量盐调味，也可不放盐。

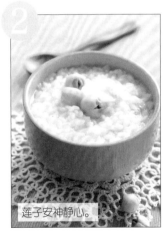

莲子安神静心。

莲子(带心)、百合各 30 克，粳米 100 克，冰糖适量。将食材洗净，同放入砂锅，加适量水，大火煮沸，小火熬煮成粥，调入少量冰糖。

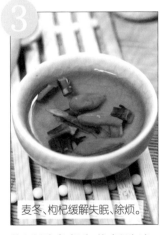

麦冬、枸杞缓解失眠、除烦。

将适量麦冬和枸杞洗净，倒入水，煮一段时间即可。可以长期作为保健茶饮用。

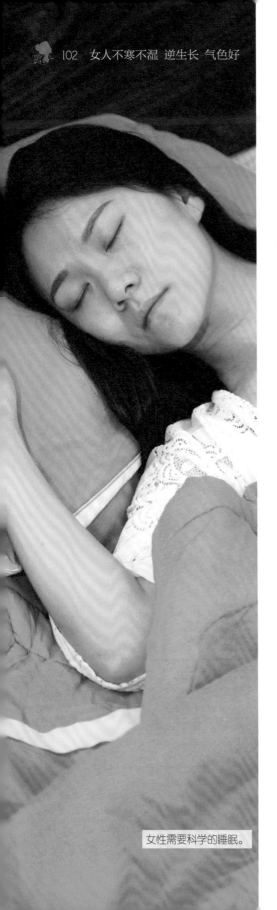

女性需要科学的睡眠。

睡美人，睡够才美

对于女人而言，睡眠很重要。睡美人，顾名思义，美人是睡出来的，充足的睡眠是保持美丽的重要条件。

睡眠的充足与否，对一个人的精神状态和外表的美，有直接影响。睡眠不足，会引起心律不齐，使皮肤表面毛细血管代谢失调，长此下去，皮肤就会黯淡无光，缺乏神采。睡得好的人总是神采奕奕，肌肤紧致，眼睛澄亮。那是因为在睡眠时，皮肤新陈代谢格外活跃，皮肤表面的分泌和清洁过程不断加强，而供给皮肤营养的毛细血管循环持续增多。良好的新陈代谢，使皮肤能够吸收足够营养，清除表皮的代谢物，保证肌肤的再生。睡眠对一个人的机体和美容至关重要，毫不夸张地说，任何化妆品和饮食都比不上睡眠对肌肤的保健作用大。

人体表皮细胞的新陈代谢最活跃的时间是从午夜到清晨2点，因此如果你想保持自己脸部的皮肤好，务必养成在子时入睡的习惯。熬夜是最能影响面容的，因为彻夜不眠将影响细胞再生的速度，导致肌肤老化。面部是表现美的直观部位，所以保持面部的美丽十分重要。

一个人的生物钟，是其体内各个器官所固有的生理节律。人们应当按照自身的生理节律来安排作息。如果反其道而行之，晚上熬夜，三餐不定时，自然整天昏昏沉沉，疲惫不堪。爱睡的女人才美丽。因为身体排毒有定时，睡眠不足会把整个排毒过程打乱。从身体排毒时间表来看，21:00~23:00是免疫系统排毒；23:00~次日1:00是胆排毒，需在熟睡中进行；1:00~3:00是肝排毒；5:00~7:00是大肠排毒；7:00~9:00胃肠大量吸收营养。针对不同的排毒时间段安排睡眠，可以在睡觉中美容。

睡前养护肌肤五件事

都说没有丑女人，只有懒女人，此话不无道理。要彻底护理肌肤，就要依赖睡前的准备工夫，睡前准备愈充分，美容效果愈好。

以下的方法，可以让肌肤得到充分的休养生息，让整个人容光焕发，美肌如玉：

1. 补充水分。纵然白天补足了水分，在临睡前也往往会感到皮肤干涩，这时，爱美的你应该在脸上及颈部喷上一些含薄荷油的水，使肌肤彻底地滋润一番，这样当你睡熟后，你的皮肤便能得到充分的滋养。

2. 做伸展运动。女人都想美到老，如果你不想年老后骨头僵化，那么就从年轻时开始做运动吧。如果能在睡前伸一伸腿就再好不过了，这十分有利于促进血液循环，更能够加速新陈代谢，促进肌肤的活力。

3. 注意滋润双手。平时也要经常涂护手霜滋润双手，当然在睡觉前做效果会更好，因为肌肤可以得到一整夜的滋润，可不要犯懒哦。

4. 茶包敷眼。如果睡之前感到自己的眼部不太舒服，可将两个饮用过并已冷藏的茶包敷在眼皮上，然后休息数分钟，可令双眼的肌肤得以舒缓。

5. 颈部护理。颈部最容易出卖你的年龄，因为稍不注意它就会暴露一些细纹。对此，你可以在每晚临睡前用滋润乳霜来按摩颈部，促使颈部肌肤吸收养分，将讨厌的细纹给抚平。

此外，睡前还要注意取掉胸罩，给乳房一个休息的机会。注意不要把手机放在身边，防止轻微的辐射。

王老师贴心叮嘱

良好的睡眠习惯有助于皮肤保养

人们大多已意识到良好睡眠的重要性。

其实，在睡眠中，人体内的激素在大量分泌，一些免疫细胞及各种受损细胞都在进行修复，特别有利于皮肤保养。

真正保养肌肤的不是高级化妆品，而是良好的睡眠。良好的睡眠习惯，更有助于全身的皮肤休息与保养。比如，裸睡具有很好的护肤功效，由于没有了衣服的隔绝，利于皮脂的排泻和再生，而使皮肤有一种通透的感觉；而且裸露的皮肤可加强皮脂腺和汗腺的分泌。

至于睡姿，只要是自己认为舒适的就可以，一般认为仰睡最能保持熟睡状态。人体在睡眠中让脊椎骨得到休息、缓和压力是极其重要的。平躺着仰卧睡觉能让背部平直，如果背部弯曲着入睡，容易让人出现腰痛和肩膀酸痛症状，因此想快速地入睡不妨试试仰卧。

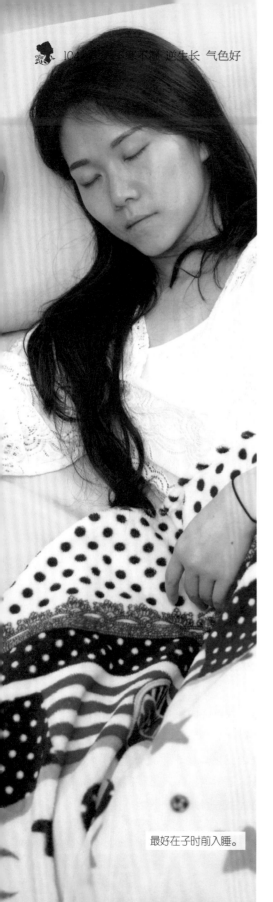

最好在子时前入睡。

胆有多清，脑有多清

　　我们不止一次说，现在大多数人的生活方式是不值得提倡的。很多人总习惯熬夜加班到凌晨一两点钟，这样会影响到胆汁的正常代谢。"胆有多清，脑有多清"，这句话告诉我们，熬夜损害的不仅是健康，对工作也是不利的。生活不是百米赛跑，而是一场马拉松，需要的是长久的耐力和坚持。只有同时兼顾事业、健康的人，才是真正的智者。

　　或许你身边有这样的朋友，或许你就是这类人，拼命赚钱，以致身体透支，在身体产生了各种不适后，只能拼命用赚到的钱买药品或保健品。

你还在为各种事情熬夜吗

　　很多人有过这样的情况，晚上挑灯夜战，往往熬到凌晨一两点才上床睡觉，第二天再睡眼惺忪地爬起来去上班。果真如此的话，那你也犯了同样的错误。或许你会满脸无辜地叹一句："没办法，工作忙啊！"如果你足够聪明，千万不要做不聪明的事，不要拿健康去换事业。其实，要想获得健康，睡眠是最好的办法，也是最简单的养生方法，而且不需要你花一分钱。

　　你或许觉得上面说的有些夸大其词，其实并非如此。我们说过，子时胆经当令，此时如果不休息，就会大伤胆气。中医认为，胆为中正之官，主决断。《黄帝内经》认为，"气以壮胆，邪不能侵。胆气虚则怯，气短，谋虑而不能决断"。意思是说，胆气壮，外邪便不能入侵，人体的免疫力就会增强，从而身强体健；胆气不足，就会胆子小，做事犹豫不决。人如果在子时前就寝，胆汁便可得到正常的代谢。胆的功能正常，大脑决断的能力也就强了。正所谓"胆有多清，脑有多清"。这样早晨醒来后头脑就会很清醒，做起事来效率也会特别高。

反过来，如果你总爱熬夜加班，胆汁不能及时代谢，就会变浓结晶，久而久之，易形成结石类的病症。最重要的是，胆气的生发也会受到影响，从而造成胆气虚，决断能力会大打折扣，第二天起床后总会感到头脑昏昏沉沉的，工作效率自然就大大降低了。所以熬夜加班损害的不仅仅是我们的身体，对工作也是不利的，真是得不偿失。因此，哪怕工作再忙，也一定得保证充足的睡眠。每晚最好22点躺下，放弃所有杂乱的想法，使自己的身心得到充分的放松，这样到23:00时也就可以睡熟了。不仅可以让疲惫的身心得到调整，还可以给第二天的工作积聚能量。

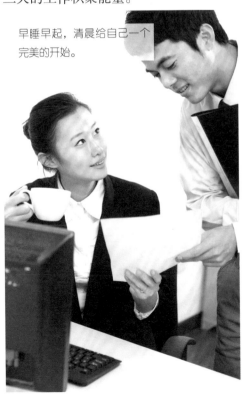

早睡早起，清晨给自己一个完美的开始。

工作太多怎么办

王老师贴心叮嘱

如果手头的确有忙不完的工作怎么办？你可以早早睡下，次日早些起床。起床之后继续做未完的工作，然后再去上班，这样既得到了充分的休息，又不至于耽误工作。还有一点要注意，那就是无论晚上睡得多晚，早上起床时都不可以养成"赖床"的习惯。因为熬夜已经耗杀了体内的阳气，若再赖床，阳气得不到生发，淤积于体内，就会形成对阳气的"双杀"，这样做对身体是没有好处的。如果实在睡不醒也没关系，可起床后在中午补个觉，这样既得到充分的休息，又可防止"双杀"，有一举两得之功效。

效率出成绩，无论学习、工作皆是如此。正所谓"欲速则不达"，所以想要在事业上取得成功，先得把自己的时间调整过来，每晚好好地睡上一觉，第二天才能全身心地投入到工作中去。养成科学的作息时间，就会事半功倍，何乐而不为？

适当加强体育锻炼。体育锻炼不仅可以使肌肉发达，还可以加速全身的血液循环，使头脑聪明，进而提高工作效率。另外还可以根据自己的生物钟调理工作时间。劳累时切勿再坚持工作，否则不仅伤害身体，工作效率也不高。可根据轻重缓急分解工作，先做紧急的重要的工作，以科学的方法做工作让你事半功倍。

吃东西

- 难以消化
- 伤身体

喝冷饮

- 加重体寒
- 刺激黏膜，影响胃的消化功能

熬夜加班

- 劳心伤神
- 影响肝经休息

在外夜生活

- 沾染湿寒
- 睡眠不足，伤肝经

睡觉

- 睡眠是最好的神补方法

1:00~3:00
丑时
睡觉

王老师贴心叮嘱

丑时是十二时辰中的第二个时辰，丑时肝经当令，肝脏造血解毒就是在这个时候进行的，因此，这个时候我们要特别注意养肝。

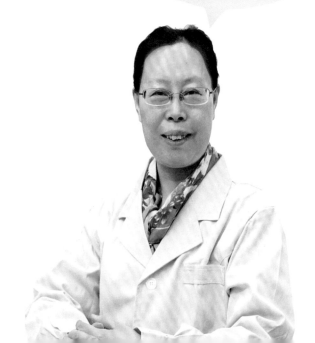

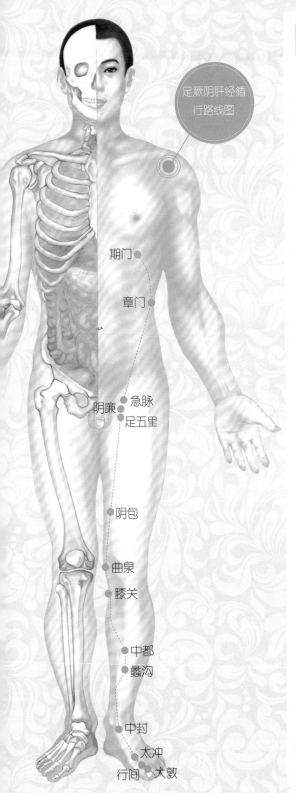

足厥阴肝经循行路线图

期门

章门

阴廉 急脉
足五里

阴包

曲泉

膝关

中都
蠡沟

中封
太冲
行间 大敦

保养肝经的最佳方法和时间

肝经从胸部期门穴至足部大敦穴，左右共 28 个穴位。夜晚应保持静卧休息，不必刺激肝经上的穴位。另外，心情不畅时，可用拔罐的方法刺激期门和胆经的日月，可保养肝经。

中医理论认为"肝藏血""人卧则血归于肝"。丑时（1:00~3:00）保持熟睡是对肝最好的关怀。如果丑时不能入睡，肝脏还在输出能量支持人的思维和行动，就无法完成新陈代谢。要想养好肝，在精神上要保持平和、舒畅，力戒暴怒和抑郁，以维持其正常的疏泄功能。

禁忌

熬夜对肝经的伤害很大，丑时前未能入睡者，面色青灰，情志怠慢而躁，易生肝病，脸色晦暗易长斑。

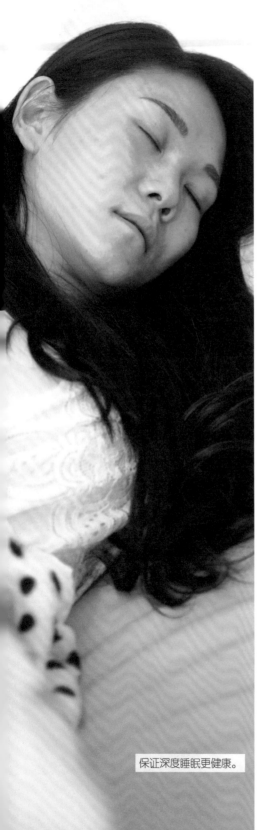

保证深度睡眠更健康。

关于睡觉，你不知道的那些事儿

深度睡眠是睡眠的一个部分，只占整个睡眠时间的 25%，深度睡眠也被称作"黄金睡眠"。人的夜间睡眠，一般分 5~6 个周而复始的周期，每个睡眠周期 60~90 分钟。

非快速眼动睡眠又分为浅睡期、轻睡期、中睡期和深睡期 4 期，然后进入快速眼动睡眠期，算是一个睡眠周期结束，而后继续启动下一个睡眠周期。

研究表明，占整个睡眠时间大约 55% 的浅睡期和轻睡期，对解除疲劳作用甚微，而只有进入深睡眠状态的中睡期、深睡期及快速眼动睡眠期，才对解除疲劳有较大作用。因为在深睡眠状态下，大脑皮层细胞处于充分休息状态，这对于消除疲劳、恢复精力、免疫抗病等都有至关重要的作用。然而这种深度睡眠，只占整个睡眠时间的 25%。因此对睡眠好坏的评价，不能光看时间，更重要的是看质量。提高睡眠质量，最终要看深度睡眠时间的长短。从科学角度来说，深度睡眠是你入睡以后大脑不进行活动的深度休息，睡眠时先进入浅睡眠，然后自然进入深睡眠，然后又是浅睡眠然后又深睡眠，来回交替直到醒来。深度睡眠也被称作是"黄金睡眠"，也就是通常说的"金质睡眠"。

睡眠，随着时代的变迁而有着不同的内涵。最初法国学者认为：睡眠是由于身体内部的需要，使感觉活动和运动性活动暂时停止，给予适当刺激就能使其立即觉醒的状态。后来人们认识了脑电活动，认为睡眠是由于脑的功能活动而引起的动物生理性活动低下，给予适当刺激可使之达到完全清醒的状态。而经过近些年的研究，现代医学认为，睡眠是一种主动过程，睡眠是恢复精力所必需的休息，有利于精神和体力的恢复。适当的睡眠是最好的休息，既是维护健康和体力的基础，也是取得高度生产力的保证。

你的睡眠是深度的吗

睡眠深度一般是以身体活动减少和感觉灵敏度降低作为衡量的指标。

如果睡醒后，你对睡眠感到满意，自我感觉良好，头脑清醒，疲劳解除，精力充沛，效率提高，就是达到了深度睡眠的效果。所以说，保证 7~8 小时睡眠时间只是一个平均值，睡眠时间是因人而异的。如果仅睡了 5~6 个小时，上述标准达到了，说明是高质量的睡眠，因为你的深度睡眠时间足够保证了睡眠质量。反之，即使睡了 9~10 个小时，甚至更多时间，达不到上述标准，也表明睡眠质量不好。那种认为自己睡眠时间少就是失眠，因而忧心忡忡，惶惶不安的看法，显然是跌入了睡眠误区。

有生理学实验表明，缺乏睡眠的人，免疫能力大幅度降低，每天的衰老进程是正常人的 4~5 倍。人体在缺乏免疫系统的保护下，易导致各种疾病。

王老师贴心叮嘱

小妙招让你睡个好觉

1. 睡前不要吃东西，不要饮水。如果实在想吃，可以喝杯牛奶，或者吃半根黄瓜。

2. 睡前洗个热水澡，或者泡脚 15 分钟左右。这样可以缓解疲劳，帮助你舒服地入睡。

3. 睡前美容护肤也很重要。睡觉之前彻底清洁一下面部，之后躺平，边敷面膜边让自己静下心来，舒缓身心。

4. 保持好的心情。一份好的心情，能够提高睡眠质量。反之，过度忧虑、焦灼和郁闷，会造成整夜难眠。

5. 睡前不要做剧烈运动。有的女性为了减肥，睡前喜欢做减肥操，或者是跑步，这样也会影响睡眠质量。

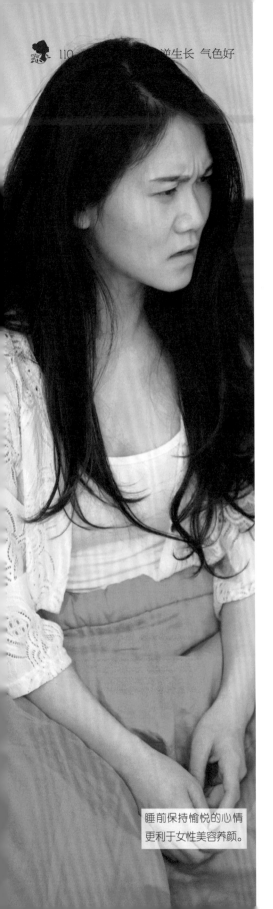

睡前保持愉悦的心情
更利于女性美容养颜。

晚上生闷气更爱长斑

在如今的社会生活中，工作以及家庭的压力常常让女性苦不堪言，生闷气成了家常便饭，而一旦心里长期憋闷气，肝气就容易郁结，于是脸上便会偷偷滋生形形色色的斑点。所以一定不能生气，更不能生闷气。

色斑也叫肝斑，主要表现为鼻梁两侧、两颊或前额淡黄色到深褐色的成片色斑，育龄女性较常见。现代医学认为，色斑与肝肾疾病、消化道疾病、盆腔炎、内分泌失调、妊娠等因素有关，长期服用避孕药也可发生。中医则将色斑分为脾虚、肝郁气滞、血瘀、寒凝等多种类型。其中血瘀最常见，女性多表现为月经不调、痛经、经血多有血块等，因此有"无瘀不成斑"之说。

随着年龄的增长，我们的脸上大多会长斑，而有些人长的斑很少很淡，这是什么原因？中医认为，斑的生长除了与年龄有关外，还与肝郁气滞有关，中医又将色斑称为"肝斑"，由此可见肝与斑的关系了。

色斑与情志相关，老生气必定伤肝，伤肝就会长斑。现代研究也证实了生气与长斑之间存在密切关系。人在生气时，身体会分泌一种叫"儿茶酚胺"的物质，作用于中枢神经系统，使血糖升高，脂肪酸分解加强，血液和肝细胞内的毒素相应增加。同时，血液大量涌向头部，因此血液中的氧气会减少，毒素增多。这些毒素会刺激毛囊，引起毛囊周围程度不等的炎症，从而出现色斑。

5 个淡斑美容小妙招

晚上生闷气更容易长斑，因此，我们为了自己的美貌，也要调整好自己的情绪，不要轻易生气。但是一旦长了色斑，该怎样淡斑、祛斑呢？

黄瓜珍珠粉淡斑：将黄瓜切成条形状，放入榨汁机中榨成汁，之后再倒入小碗中，接着放入蛋清、珍珠粉进行搅拌，调成黏糊状态，待清洗了脸部肌肤后，将调好的糊状敷在脸上，敷 15~30 分钟之后，用温水洗净。

黄瓜本身有补水的效果，加上蛋清以及珍珠粉，将美白和补水合二为一，可减少色素的产生，同时又做到了淡斑和补水。

红酒祛斑美容：你听说过红酒有美容的功效吧。的确如此，红酒具有美容抗老化的功效，可以令肌肤变得白皙有光泽。可以在睡觉之前喝一点红酒，或是在平时多吃点葡萄。

维生素 E+ 酸奶 + 蜂蜜 + 柠檬汁：酸奶和蜂蜜各 3 勺，外加新鲜柠檬汁若干，然后和三粒压碎的维生素 E 片调和。敷面 15 分钟后，用温水洗净，注意最好不要用过烫或过冷的水。

此法能将毛孔里的污垢彻底清除，滋养美白，令肌肤光彩照人。

维生素 E+ 新鲜牛奶：将面膜纸浸入新鲜牛奶里，再滴加维生素 E 液 2~3 滴，5 分钟后，取出面膜纸，打开，敷在脸上。待至面膜纸半干，用温水洗净即可。

此法天然温和，经常使用能美白祛斑，配合每天内服维生素 E 软胶囊，祛斑效果更佳。

茄子爽肤水：先将茄子榨成汁备用，然后将 60 毫升的纯净水高温消毒后与先前的茄子汁混合搅拌均匀，等到冷却后即可。每天晚上洁面后轻轻拍打在有斑的部位，坚持使用可以抑制黑色素生长，达到美白祛斑的效果。

如何淡化色斑

王老师贴心叮嘱

我们刚刚已经了解了色斑形成的道理，进而可以对症下药，治根才是硬道理。可能你要说，现在的烦心事太多，该怎么做到不生气呢？首先，要多选择正面思维，减少生气次数。凡事看开就好，尽量用积极的态度去面对。退一万步说，如果真的不开心、真的生气，就用别的方法发泄出来，不要在心里憋着。其次，平日里要多喝水，促进体内的游离脂肪酸排出。最后，药补不如食补，在平时的饮食中可以经常食用一些有助于调肝养颜的食物，如木耳、银耳、茯苓、玫瑰花、白芍、益母草、泽兰、当归、桑葚、红枣等。此外，通过深吸气、双手平举、快速步行等运动来调节身体状态，协助肝脏把毒素排出体外也是很好的办法。

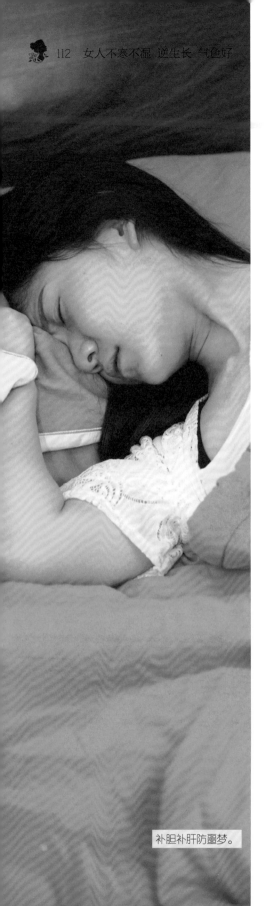

补胆补肝防噩梦。

总是做噩梦，可能是胆气不足了

很多人晚上总是做噩梦，不排除白天看了带有恐怖性质的电影或小说的因素，还有一种可能，是因为胆气不足。

胆气不足又称胆虚，常由病后胆气虚弱，脏腑功能失调所致。表现为虚烦不眠，口苦，常叹息，易惊恐，多疑虑，呕逆等。《诸病源候论·五脏六腑病诸候》载："胆气不足，其气上溢而口苦，善太息，呕宿汁，心下澹澹，如人将捕之。"治宜温胆安神，气虚者宜结合补气。所以胆气不足会胆小。生活中有些人常常遇事紧张，也要考虑可能是由于胆气不足引起的，中医讲胆气不足，会经常感到恐惧，晚上总做噩梦也属于恐惧的一种。

胆气不足怎么办

补肝血，食鸭血。鸭血性平，营养丰富，肝主藏血，以血补血是中医常用的治疗方法。取鸭血、鲫鱼、白米各 100 克同煮粥服食，可养肝血，辅治贫血，同时这也是肝癌患者的保肝佳肴之一。

疏肝养血，菠菜为佳蔬。菠菜为春天的应时蔬菜，具有滋阴润燥、疏肝养血等作用，对肝气不舒并发胃病的辅助治疗有良效。

其他原因

焦虑和压力

焦虑和压力通常都是生活中外部创伤所致，有时会成为梦魇和噩梦的诱因。根据国际睡梦研究协会的一项研究称：重大手术或疾病、痛失爱人的悲伤、遭遇或者目击到事故等，都会导致噩梦和梦魇。创伤后压力症候群通常是梦魇复发的普遍原因。

然而，并非所有梦魇的始作俑者都是外部创伤。日常压力也会导致人们整晚噩梦不断，比如工作或者经济忧虑；生活的变迁等。

辛辣食品

食品和进食时间也会影响我们晚间的休息。《国际心理生理学杂志》的一项报告对一组健康男性进行了测试，让他们在某些夜晚睡觉前吃些辛辣的食物，并与他们在没有吃辛辣食物的情况下做了睡眠质量的对比。

结果显示：进食辛辣食物的夜晚，他们醒着的时间更长，睡眠质量较差。原因是辛辣食物会提高身体的温度，进而扰乱睡眠。这个原因也能解释为什么有的人在临睡前吃得太多会做噩梦。尽管很少有研究关注到这一点，但临睡前进食，会增强新陈代谢和大脑活动，进而激发噩梦或梦魇的产生。

脂肪含量高的食品

虽然还没有一个定论，但一些研究揭示：日间摄入的高脂肪食品越多，睡眠质量受到的影响就越大。《心理学报告》在 2007 年的研究发现，多食用有机食品的人与多吃垃圾食品的人，梦境有着天壤之别！文章的作者推断某些食物对梦境可能具有负面影响。

尽管酒精跟镇静剂一样，在短时间内会帮助你入睡，但一旦镇定作用失效后，它就会让你过早醒来。饮酒过量，会导致梦魇和睡眠不佳，对于那些处于戒酒中的人，梦魇也会时常光顾。

王老师贴心叮嘱

摆脱梦魇的 3 个小方法

1. 尽量不要补觉。如果你在夜里醒了 15 分钟还不能重新入睡，可以听听自己喜欢的音乐，等有了睡意再关掉音乐。记住：不管你在夜里睡得好不好都要在第二天早上按时起床，即使在周末也不能试图补觉，因为这种做法对克服失眠症没有什么帮助。

2. 睡前不适宜喝咖啡和抽烟。咖啡中的咖啡因使人兴奋，因此睡觉之前不要喝。此外抽烟也容易使人兴奋，因此一定要改掉睡觉之前抽烟的习惯。

3. 睡前不饮酒。一些人喜欢睡觉之前喝点酒，以为这样可以帮助睡眠，其实这是错误的。酒精抑制了你的中枢神经，几小时后，由于酒精的刺激会醒来感到头痛。长期下去对健康有百害而无一利。

3:00~5:00
寅时
睡觉

吃东西

- 难以消化
- 伤身体

喝冷饮

- 加重体寒
- 刺激黏膜，影响胃的消化功能

熬夜加班

- 劳心伤神
- 影响肺经休息

在外夜生活

- 沾染湿寒
- 睡眠不足，伤肺经

睡觉

- 睡眠是最好的神补方法

王老师贴心叮嘱

这个时间段，没有什么该做的事情，睡好觉才是王道。除了睡觉什么都不要做。此时保持熟睡，是对肺最好的保护，如果肺气不顺畅，人就会变得黝黑、虚弱。

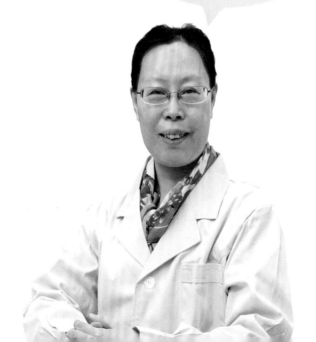

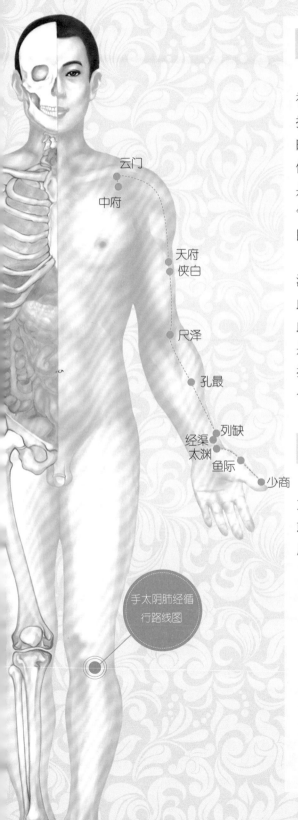

云门

中府

天府
侠白

尺泽

孔最

列缺
经渠
太渊
鱼际　少商

手太阴肺经循
行路线图

保养肺经的最佳方法和时间

　　肺经位于上肢内侧，平常看电视、等车等空闲时间都可以用手掌拍一拍该经所循行的位置。因为人的肺气永远都不会多，只会变少。但拍打时力度宜轻，因为轻度拍打是补气，而用力过重的话，就会"泻"气。因此，每次轻轻拍打1~3分钟即可。

　　寅时（3:00~5:00）经脉气血循行流注至肺经，肺有病的人经常会在此时醒来，这是气血不足的表现。此时按摩保养肺经最好，但此时正是睡眠时间。因此，可从同名经上找，也就是9:00~11:00足太阴脾经当令的时段，对肺经和脾经进行按摩。

禁忌

　　拍打该经循行部位时，不可用力过度。尽量不要选择在寅时拍打或按摩，以免影响睡眠质量，反而造成精力下降。

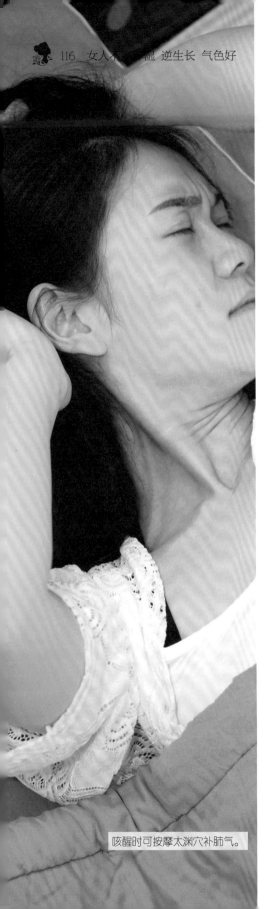

咳醒时可按摩太渊穴补肺气。

睡着还咳醒？太渊穴会管用

寅时肺经当令。此刻肺经最为活跃，也是最易受伤的。如果遇外邪侵袭，就会导致宣肃失常。肺失宣肃易引起咳嗽、气喘等症状。对于这种咳嗽，最好的办法就是让肺经自己来调理。但肺经本身是不会进行治疗的，你得指导它。方法很简单，按摩太渊穴，以将其能量激发出来。为什么太渊穴会有此功效呢？

太渊穴的作用

太渊穴为肺经的原穴。原穴就是脏腑的元气经过和留止的腧穴。《灵枢·九针十二原》认为："五脏有疾，当取十二原。"五脏有病，最早会在原穴上反映出来。而刺激这些穴位，也可以起到调治内脏阴阳，治愈五脏疾病，强壮内脏的功效。太渊穴是肺经中元气聚集最多的地方。打个比方来说，此处相当于肺经的源头，肺气便是由此处源源不断地运达全身各处的。所谓"肺朝百脉，脉会太渊"，刺激此穴便相当于深挖井，使肺气源源不断地涌出。本穴开于寅时，得气最先，因此这个穴位补肺气的效果是最好的。肺气足则卫气强，卫气强则腠理密。这就相当于给我们的肺筑起一道坚固的屏障，邪不能侵肺，我们体内的这位"宰相"大人便可安心工作，肺的宣发和肃降正常，自然就不会再咳嗽、气喘了。

按摩太渊穴时，将手放在手腕横纹上桡侧凹陷处，拇指根部可以感到有脉搏在跳动，即是此穴。医生一般采用针灸的办法来治疗咳嗽、气喘等病症，这需要很高的专业技巧，对于一般患者来说，每次按摩 2~3 分钟，只要感到有酸胀感就可以了。有些人往往会嫌按摩费时费力，懒得坚持。可采用敷贴法，敷贴法不仅方便，而且不会占用很多时间。只要去医院或者药店买点人参，然后将一片人参切碎后捣烂，临睡前敷于太渊穴上，以医用胶带固定好，第二天起床后揭下就可以了。人参具有强有力的补气效果，而且最善补肺气和脾胃之气，采用敷贴法便可使人参的药效直达肺脏，不知不觉中就将肺调理好了。如果家里没有人参，可以用党参取代，效果也相当不错。

饮食也要注意

此外，肺气不足的人在饮食上要注意，少吃冷饮，或是西瓜、苦瓜等寒凉食物。中医认为"形寒、寒饮则伤肺"，外寒是"形寒"，而"寒饮"即指生冷的饮食。肺是起于中焦脾胃的，如果吃的食物过于寒凉，寒气便会循经脉使肺气受寒凝滞，从而无形中对肺形成伤害。只是这种伤害是无形的，往往被人们忽略。寅时肺产生宗气，走息道行呼吸，贯心脉以行气血。肺本身就受伤了，此时再工作就会有点力不从心，宣肃功能失常，会引起咳嗽、气喘。

我们的身体是很聪明的，快出"故障"了，它便会及时向你发出警报。此时如果及时发现并进行调理，就可以防患于未然，远离疾病的侵袭。若置之不理，最后吃亏的还是自己。所以，要时时留意身体给我们传达的信息，及时将疾病消灭于萌芽之中，只有这样，才可以"百毒不侵"！

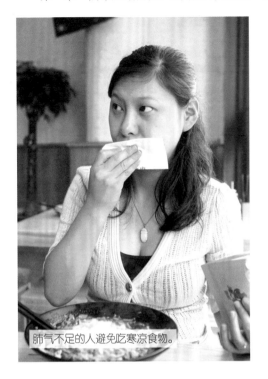
肺气不足的人避免吃寒凉食物。

王老师贴心叮嘱

寅时总醒，可能肺气不足

有些人在早晨3:00~5:00这段时间会莫名其妙地醒来，有些人醒来不是莫名其妙的，而是被惊醒的。而且醒来之后还会发现自己已经汗流浃背了，这个时候可能就是肺部出现问题了。我们知道，白天畏寒怕冷，根源就是肺气不足，无力驱散风寒；如果晚上燥热出汗，为寅时肺气盛，逼迫津液外泄引起汗出，所以，这段时间除了惊醒，还会流汗。如果每天都是如此，那么可能症状已经相当严重了，建议去医院检查一下。如果情况并不是非常严重，则可以进行自我调理。

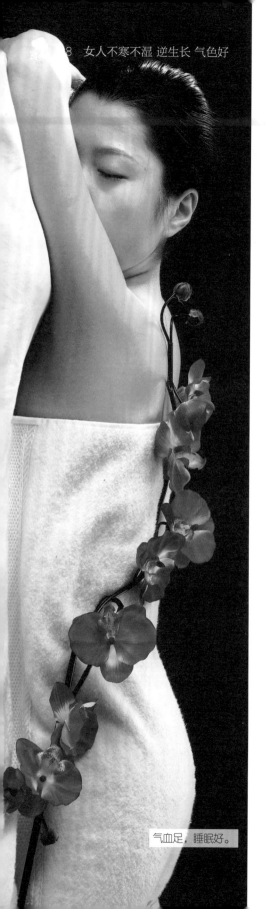

气血足，睡眠好。

寅时醒来睡不着，大口咽津补气血

　　早上 3:00~5:00 是肺经当令的时段，需要深度睡眠，但总有些人经常会在这段时间莫名其妙地醒来，然后很长一段时间翻来覆去睡不着，一直要过了 5 点才能疲惫地入眠。

　　事实上，这是身体在告诉我们，气血已经不足了，需要请中医检查一下或自己补一补气血。因为在寅时，肺经正在布输气血，如果肺气不足会引起气血不足，会影响到脏腑气血的正常输布。而身体是有免疫功能的，为了使这个器官不至于因气血不足而受到损伤，"警卫系统"只好让你清醒过来了。

　　那么，这个时候我们应该怎么办呢？当然，我们不可能去医院找医生补一补气血，也不可能马上去吃一些东西来补充气血。这时候，只要大口地咽几口唾液就能起到补气血的作用。可能有的人会有疑问，咽几口唾液就有这么大的功效吗？可千万别小瞧了自己的唾液。

　　中医认为，唾液是由人体精气上升而形成的，它处在不断的运动变化之中——溢、聚、散、降。这就像自然界一样，水由下而上，溢成气，聚成雾，散为云，降为雨露，滋润大地万物。唾液也像自然界的雨露一样，升降循环，滋润着人的五脏六腑。其实中医认为唾和液是两个不同的东西。《黄帝内经》中说："脾为涎，肾为唾。"脾液为涎，就是我们平时说的口水、哈喇子，肾液为唾。肾是先天之本，脾是后天之本，唾液来源于这两个根本。

　　《本草纲目·水部》转录了其他医书对唾液的功能之说《瑞应图》说：常饮醴泉，令人长寿。《东观记》说：常饮醴泉，可除痼疾久病。"这也就是古人养生方法中的"咽津"一法，诸养生学家称其有"令人躯体光泽，浸润力壮，有颜色"的作用，并有诗赞曰："津液频生在舌端，寻常嗽咽入丹田。于中畅美无凝滞，百日功灵可驻颜。"可见古时的养生学家对"咽津"多么推崇。

所以，当我们早早地醒来睡不着时，不妨就咽几口唾液，这个方法非常有效。另外，我们在平时也不要随地乱吐口水，这与现代文明格格不入，还是养生之大忌。正确的做法是经常咽咽口水，这不仅可以治病，还可以延年益寿。

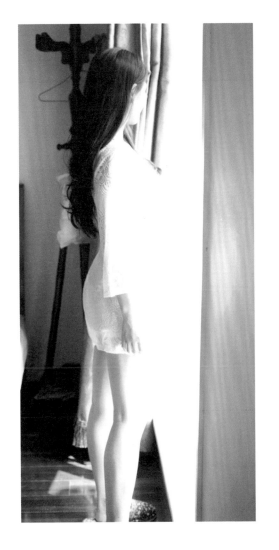

其他养肺方式

王老师贴心叮嘱

以食养肺。《本草纲目》中记载：银耳、甘蔗、秋梨、百合、蜂蜜、萝卜、黑芝麻、豆浆、豆腐、核桃、松子等食物，都有滋养润肺的功能，可以通过食疗来养肺。口鼻、皮肤干燥的女性，秋季可以多吃上述食物，也可以根据喜好做成药膳食用。山药也是非常好的东西，可补气健脾胃、养阴益肺、补肾固精，把脾、肺和肾三脏都补了。阴虚亏损的人容易咳嗽，可以用山药煮汤代水喝，可以治愈虚劳咳嗽的症状。山药因为益肺，而"肺主皮毛"，所以山药可以滋润皮肤。虚弱羸瘦、皮肤干燥、记忆力减退、过劳和疾病后体虚，都要多吃山药，可以强壮身体，抵抗衰老。

以药养肺。《本草纲目》记载，南沙参、北沙参、麦冬、五味子、冬虫夏草、燕窝等，都有养肺的功能，可以在医生指导下选用。肺阴虚者，在秋冬季节，用中药膏方进补，也是不错的选择。

少吃刺激性食物及生痰食物，注意生活起居。少吃如辣椒、生葱、生蒜、肥肉等，上火易导致痰湿，伤肺。改善厨房的环境，保持厨房的卫生和通风，减少油烟损害。多到空气新鲜的环境中去锻炼或活动。适当进行体育锻炼能增强自身的抵抗力和免疫力。生活起居要有规律，注意个人卫生，做到戒烟戒酒，保持心情舒畅。

肺经要穴对症调治常见病

肺位于胸中，左右各一，上通喉咙。肺，在人体脏腑中位置最高，故在中医里将其称为"华盖"。肺经共有 11 个穴位，其中有 9 个分布在上肢掌面桡侧，2 个在前胸上部。从本经所管辖范围来看，肺经腧穴可主治咳、喘、咯血、咽喉痛等肺系疾患。又因肺外合皮毛，即是说皮毛是需要肺经经气充养的。如肺经经气充盈旺盛，那么，这样的人从体表来看，多数会面色红润有光泽。

中府穴是肺脏气血直接输注的地方，对增加肺功能有一定的保健作用。搓鱼际穴能增强肺主皮毛的功能，从而改善易感冒者的体质状况，提高其抵御外邪的能力。

王老师贴心叮嘱

中府穴其实还有很多作用，比如，预防心绞痛和咳喘，配尺泽穴可以疗治咳嗽，配肩髎穴可治肩痛。同时，中府穴是最能说明肺"近况"的穴位，还可以治疗皮肤瘙痒。所以，很多中医会在按摩此穴时，根据压痛的程度来诊断肺病等情况。

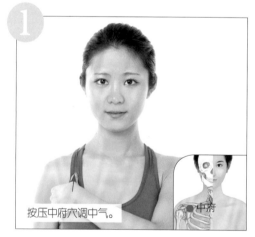

按压中府穴调中气。

中府穴是专门调治中气不足的一个大穴。中，与外相对，是内部的意思。府，通腑，指的是脏腑。它在人体的胸外侧部，云门穴下 1 寸，平第 1 肋间隙处，距前正中线 6 寸。

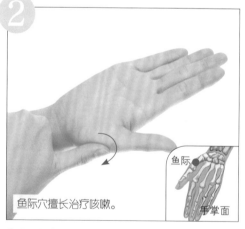

鱼际穴擅长治疗咳嗽。

鱼际穴在手掌的拇指根部，由于肌肉明显突起，形状如鱼，故中医学把这个部位称为鱼际。拇指伸直，在拇指根部这一块泛白的地方是大鱼际，在拇指根部和手腕连线的中点，就是鱼际穴。

常见肺病食疗方

中医理论认为"药食同源"，指来源于食物类的中药，用食疗的方法颐养身体，又能以其性味偏盛医治疾病，而不会出现不良反应。中药性味大都各有偏盛，常服无益；而食物多性温和无毒，久用无害。故中医认为"药补不如食补"。因此适当把食物和药物组合在一起，经过适当烹饪，可以对哮喘患者有治疗和预防的作用。

肺为五脏之一，因肺叶娇嫩，不耐寒热易被侵袭，故有"娇肺"之称，身体里的其他部位出现了什么病症，动不动就会把肺搭上。肺火大的人常出现口鼻干燥、出气热的现象，很容易伤风，而且伤风后出现高热、咳嗽、痰黄稠而黏、舌红苔黄等症状。

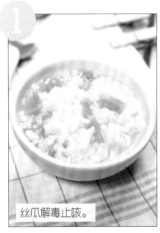

丝瓜解毒止咳。

丝瓜 10 片，鸡蛋壳内膜 2 张，粳米 30 克。用鸡蛋膜煎水取汁，煮粳米粥 1 碗，加入丝瓜再煮熟，加适量盐、麻油调味即可。

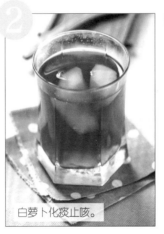

白萝卜化痰止咳。

白萝卜 5 块，生姜 3 片，红枣 3 个，蜂蜜 30 克。将白萝卜、生姜、红枣加水适量煮沸约 30 分钟，去渣，加蜂蜜即可。

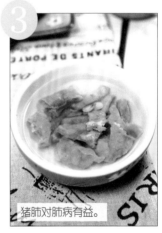

猪肺对肺病有益。

一具猪肺反复冲水洗净，切成片状，同 15~20 克南杏，一起放入瓦煲内加水煲煮，调味即可。

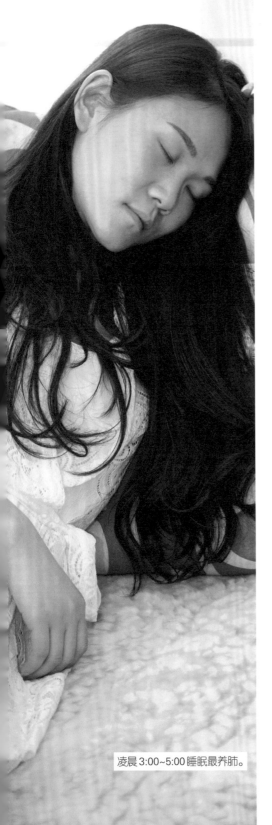

凌晨 3:00~5:00 睡眠最养肺。

养肺最好的方法是睡眠

我们都知道，阳气主动，阴气主静，而寅时阳气已经逐渐生发，此时，身体也就处于一种由静变动的过程。这样说来，很多人就感觉似乎有些矛盾了，这时候阳气都生发了怎么还需要深度睡眠呢？因为人体气血由静转动的过程，是通过深度睡眠来完成的。日常生活中，我们往往有这样的经验，在寅时，一些体质比较虚弱的小孩会起来小便，而老年人也往往在这个时候有醒来或咳嗽等的情况发生，尽管二者的表现形式不一样，但实质却是相同的，即气血不足。身体健康的人，如果熬夜也会深有体会，即凌晨 3~4 点是最难熬的时候。为什么这个时候最难熬？因为肺在五脏的最高处，气血"朝会"于肺，所以肺输布于全身的趋势是向下的。用中医的话来说，这时气机属于"肃降"。这时候熬夜的人实际上是在跟身体过不去。因为，熬夜需要你违背身体的气机规律，将自己的阳气上调。

肺经当令，分配全身气血

凌晨 3:00~5:00，也就是我们所说的寅时，此时肺经当令。在中医学当中，肺经是非常重要的，人体各脏腑的盛衰情况，必然在肺经上有所反映。另外，我们身体的经脉是从肺经开始的，正月也是从寅时开始，这就告诉我们一年真正的开始是寅时。我们刚刚已经提到，人体的气机都是顺应自然的，所以寅时也正是阳气的开端，是人体从静变为动的一个转化的过程，需要深度的睡眠。

《黄帝内经》中说："肺者，相傅之官，治节出焉。"也就是说，肺相当于一个王朝的宰相，一人之下，万人之上。宰相的职责是什么？负责了解百官、协调百官，事无巨细都要管。肺是人体内的宰相，它必须了解五脏六腑的情况，所以《黄帝内经》中有"肺朝百脉"，也就是说全身各部分的血脉都直接或间接地汇聚于肺，然后输布全身。那么，肺在什么时候开始对全身进行气血分配呢？当然就是肺经当令的寅时。这个时候，如果没有一个深度的睡眠，就会干扰肺对身体气血的输布。

人在深度睡眠的时候，身体的各个器官是比较平衡的，这样一来，气血就会比较均衡地分布全身，维持人体一天正常的气血运营。而如果在这个时候，人体的某个器官异常活跃，比如大脑比较活跃（包括做梦，由肾虚导致的多梦现象也在此列），那么肺只好多分配一些气血给大脑，第二天就会感到四肢乏力，非常疲惫，这就是由于气血虚弱造成的。长此以往，就可能造成重大疾患，比如脑萎缩。

总之，凌晨 3:00~5:00，应该是人睡得最沉的时候，即使迫不得已要熬夜，也不要超过这个时间。

王老师贴心叮嘱

寅时醒来大汗淋漓，要重视

有些人会在寅时咳醒，有些人会在寅时惊醒后再也睡不着，还有些人会在寅时突然惊醒后会发现汗流浃背，这可能是肺部出问题了。如果晚上燥热出汗，白天畏寒怕冷，根源就是肺气不足，无力助心火以驱散风寒，肺气盛才能发汗解表，这段时间除了惊醒，还会流汗，如果每天都是如此，那可能症状已经比较严重，建议去医院检查，一定要重视。

出汗源于肺气不足，因此肺部功能不好的人常在此时咳嗽，严重的甚至会呼吸困难。如果是上夜班的人或是老年人在此时醒来，切记不要抽烟，以免肺部受到伤害。可在平时吃补肺食物，如燕窝、银耳、罗汉果等，在清晨醒来，尚未饮食时食用最佳。此时阴阳开始平衡，补肺气的效果好。

此外，不要为了工作而放弃了健康。偶尔加班是没办法的事，但是不要长期且长时间地加班。寅时是需要深度睡眠的时间段，所以即使加班，也要保证在这个时间段的睡眠，用健康去换物质生活，是一件得不偿失的事情。

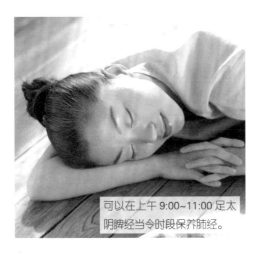

可以在上午 9:00~11:00 足太阴脾经当令时段保养肺经。

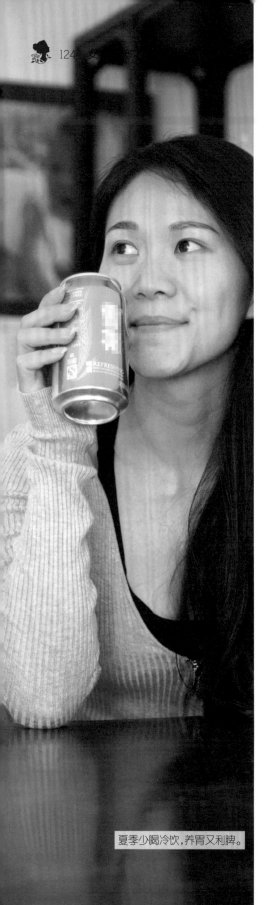

夏季少喝冷饮，养胃又利脾。

热不可耐，要不要太凉爽

炎炎夏季，关于晚上开不开空调的纷争经常在男女之间暴发，男人们似乎无法理解好多女性为什么宁可热死也不愿开空调，柔弱的女人也似乎没有整夜对着空调风口直吹的胆量。折中一下吧！有人把客厅的空调打开了，把卧室的门打开，其实和直接开空调睡觉是差不多的。开了空调以后，空调出来的冷气进了骨，虽然解了一时痛快，但是后患无穷。因为人在睡眠之中，气血流通缓慢，体温下降，人体会在表面形成一种阳气层，这种阳气层人们叫"鬼魅不侵"，什么意思呢？阳气足的人，不做噩梦，就是这种阳气占了上风。当开空调、风扇时，情况就不一样了。开窗户，窗户走的是风，风入的是筋；开空调，也有风，风入筋，寒入骨。早上起来，身上发黄，脸发黄，脖子后面那条筋发硬，骨节酸痛，甚至有人就开始发热，这就是风和寒侵入到了筋和骨头里的缘故，也就是气受伤了。

夜里尤其是到了寅时，最好不要开空调，保护阳气。睡觉要尽量早睡，睡得晚，伤了阳气，第二天必然疲倦无力。

《黄帝内经》中指出："形寒饮冷则伤肺。"意思是形体受寒或饮食生冷，均可损伤肺脏。《灵枢·百病始生》篇曰："重寒伤肺。"因肺为娇脏，当风寒之邪侵犯机体，皮毛先受之，故肺先受病。因此，夜里尤其是到了寅时，一定不能开空调，保护阳气。

冷饮要少喝

再来说一说夏天的冷饮。早在《黄帝内经》中就有"大饮则气逆""形冷饮冷则伤肺"的观点，现在患肺病的人特别多，有些跟吃冷饮有关。我们觉得夏天这么热，喝点凉的理所当然可以降温。你也不想想，天这么热，身体中的阳气全都调到表面，里面全是寒，再吃些冷饮，体内继续寒，那就属于寒上加寒。因为夏天人体内偏寒，所以夏天特别容易腹泻。那么夏天喝什么呢？夏天喝点姜茶、常温的水，或者绿豆汤之类，肯定是有好处没有坏处的。凉茶要少沾，因为凉茶性寒。南方人喜欢夏天喝凉茶，但很多人患咽炎，而且很厉害，这都跟过量进食冷的、凉的东西有关系。

肺主皮毛，阳气都在皮毛上，所以夏天皮肤病就变轻了。秋冬皮肤病一定加重，因为气都回到体内。中国古人说得非常好，叫"冬吃萝卜夏吃姜"，萝卜是清凉的，姜是热的。越是夏天越要吃点温热的东西。冬天人要自保，保五脏，不管皮毛，胳膊腿冻着倒在其次，但五脏不能受寒。再说冬天人体里面反而容易热，所以冬天吃点清凉的倒还可以。冬天可以多喝点白萝卜汤，白萝卜凉血生气，能把体内的郁热都散开。

肺气不足会影响心情

看过《红楼梦》的人肯定对"态生两靥之愁，娇袭一身之病"的林妹妹有着深刻印象，林妹妹每到秋天感时伤悲，肺病就更重些。这位"娴静时如娇花照水，行动处似弱柳扶风"的古典美人最终咯血病重而命丧黄泉，令许多人扼腕叹息。印象中她总是"声咽气堵、珠泪涟涟"，这样一个体弱多病、才高八斗且温柔痴情的林妹妹怎能不让人怜惜呢？虽然林妹妹是七情致病，但是从中医角度，林妹妹可谓是心肺功能严重衰竭者。因为肺对应的是悲，所以伤心的时候往往会有肺气损耗的情况。肺气耗损，人体对外界刺激的耐受性就会降低，会咳嗽，会流泪，会心痛，甚至表现出一种自我否定。如果肺气过盛的话，则可能出现完全相反的状况，表现出一种超自信的状态，给人无所不能的感觉。

肺虚如何补

王老师贴心叮嘱

我们前面说过，寅时一定要熟睡，因为寅时肺气最旺盛，人体处于睡眠状态时，所有器官都处于一种相对平静的状态，肺才能正常发挥作用，而你在这个时候失眠，各脏腑就不能好好休息，肺的调节功能就会受到影响。

肺在志为悲，悲忧易伤肺，肺气虚则机体对不良刺激的耐受性下降，易生悲忧之情绪。在进行自我调养时切不可背离自然规律，要遵循古人之纲要，"使志安宁，以缓秋刑，收敛神气，使秋气平，无外其志，使肺气清，此秋气之应，养生之道也"。所谓肺养生，即应该保持开朗的性格、平和的心态，在精神上要谨防过度悲伤，调整好心态，求得内心的宁静和舒畅，以避肃杀之气。

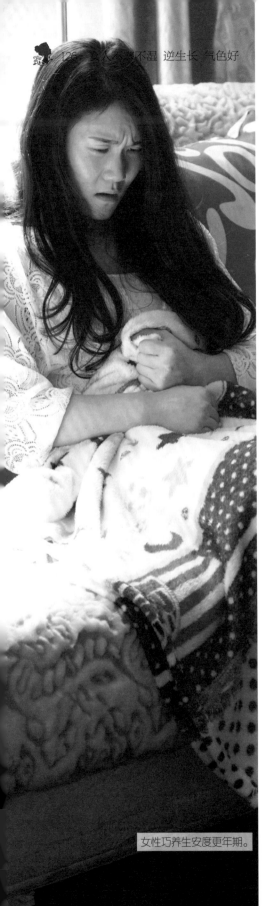

女性巧养生安度更年期。

更年期潮红，寅时更爱发作

更年期潮红是一种更年期症状，俗称"升火"。

潮红发生一般比较突然，患者自觉一股热气自上胸部向颈部、头面部上冲，继之头、颈、胸部皮肤突然发红，伴有全身烘热感，因此也有人称之为"阵红潮热"。症状消失时约有半数人汗水淋漓，畏寒发抖，也有少数人会怕冷，面色苍白。每次发作一般持续几秒钟至几分钟不等，很少超过1小时。发作频率因人而异，有的数天发作一次，有的一天发作数次，甚至有的人每10~20分钟发作一次。潮红的发作以夜间寅时较多，甚至可使患者从睡梦中醒来，使患者备受痛苦，严重者可影响睡眠和身心健康。

潮红80%发生在绝经前后，多数妇女症状持续1~2年后自然消失，持续5年以上者非常少见。中医认为潮红是阴虚内热、虚阳上亢所致。而现代医学认为是内分泌和植物神经功能障碍的表现。

女性更年期是个很正常的问题，也是女性生理上的一般反应。在更年期期间女性的症状以潮红和潮热两个方面比较多，潮红、潮热症状的产生是更年期的重要反应，那么，它的发病原因是什么呢？它的出现是由于体内雌激素水平下降引起植物神经功能紊乱，血管舒缩功能障碍所致，同时伴有出汗、心悸、眩晕等。80%的患者此症状可持续1年以上，有些还能维持到绝经后5年左右。症状的发生一般在绝经前及早期较严重，距绝经时间渐长，发作频率及强度亦渐渐减退，最后自然消失。

更年期潮红潮热时的调节方法

更年期女性一般由于特殊的生理现象，很容易在更年期时出现一些潮热多汗等症状，让女性朋友感到很困扰，比较严重的时候还会影响睡眠质量和工作等。由此可见，更年期女性平时保健和护理的重要性。那么，更年期女性出现潮热症状时应该通过哪些方法来有效调节呢?

一般来说，更年期潮热症状在女性朋友的身上会慢慢消失的，所以可以通过一些保健的方法来缓解潮热带来的不适。

寻找诱因：每个人的体质不同，更年期女性出现潮热的症状也是不同的，所以导致潮热现象的诱因也不同。更年期女性日常应注意自己的活动、饮食、环境和情绪等方面的变化，必要时也可记日记。有些女性就在这个过程中发现了诱发潮热的行为模式，因此，也就找到了对症克服潮热出现的方法。

增减衣服：不少更年期女性会出现这种情况，在公开场合的时候出现潮热现象，而感到很不舒服。所以更年期女性不妨多穿一两层衣服，以便在潮热发作时随时增减。

舒适材质：更年期女性可以穿一些比较舒适的衣服，如棉、毛料等材质。

避免烟酒：酒精和尼古丁会对身体带来一些刺激，造成女性体内血压和精神发生一些异常现象，所以女性更年期不宜吸烟喝酒。

放松身心：当女性朋友出现潮热症状的时候还要注意调节好情绪，放松身心或者找个凉快点的地方，也可以喝一点凉开水来缓解潮热症状。

更年期女性出现潮热症状时可以通过上述这几种方法来缓解，有时候出现潮热现象是由于自己不注意对心理的调节而引发的，所以女性朋友一定要重视心理的调节作用。此外，也可以借助中草药"正气固元方"等帮助静气凝神，调理内部系统，改善内外环境，另外注意避免过食辛辣刺激食物。

减轻更年期症状

**王老师
贴心叮嘱**

更年期的潮红潮热现象是让女性感到非常困扰的一个问题。很多女性吃了药，也不见根本性好转，搞得自己每天郁闷异常，烦躁不安。其实，对于潮热这种症状，不妨走近自身，对症取药。可采取经络按摩尺泽穴的方法。首先在肘横纹中，肱二头肌腱桡侧缘找到尺泽穴，然后每天点按、点揉5~10次。对尺泽穴进行按揉，可以起到清宣肺气、泻火降逆的功效，可能会有喜人的效果。

此外，更年期女性还要避免烟酒。酒精和尼古丁的刺激，会造成血压和精神方面的异常变化，故更年期女性不宜饮酒、吸烟，咖啡、茶等也应少饮。

注意放松身心。当潮热出现时应注意稳定情绪，可采用放松和沉思方式，想象自己处于一处凉快的地方；也可以喝一杯凉开水等，对于缓解潮热亦有作用。

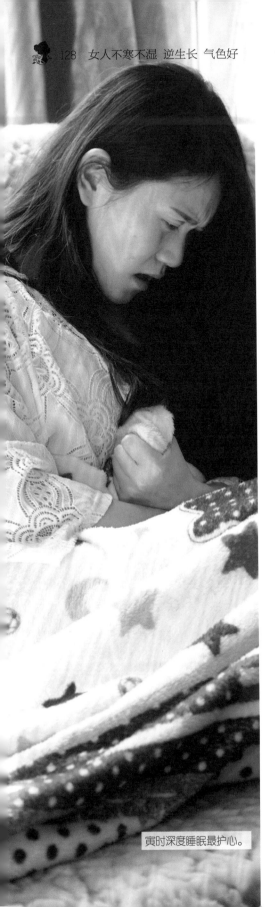

寅时深度睡眠最护心。

寅时，心脏病患者的"生死关头"

对于心脏病患者来说，寅时是"生死关头"的重要时刻。此时全身气血进行分配，如果肺"宣发"和"肃降"的功能失常，就会加重心脏的负担，从而导致猝死。为了平安度过这个关键时刻，保持深度睡眠是必不可少的。另外平时还可多练练"气沉丹田"，以起到养肺的效果。

提到心脏病，大家往往都有"谈虎色变"的感觉，它已成为危害人类健康的头号杀手。因心脏病而去世的名人也不在少数，京剧四大名旦梅兰芳、尚小云、荀慧生、程砚秋等人就是被心脏病夺去生命的。深为广大观众所熟悉和爱戴的著名相声演员马季、侯耀文等也是因心脏病突发而谢世的。可以说心脏病防不胜防，它成为潜藏在我们身边的令人恐惧的"杀手"。

心脏病为什么在寅时更爱复发

如果观察一下有心脏病的患者，你可能会得到一个结论，那就是凌晨时分往往是心脏病患者最危险的时刻，许多心脏病患者就是此刻突然病逝的。为什么凌晨时分会成为心脏病患者的"生死关头"呢，这与气血循环规律有关。我们已经说过，肺为"相傅之官"，可以"朝百脉"，助心行血。心主血，而肺主气，两者分工不同，却又互相为用。气血循环有赖于心气的推动，但肺的宣发和肃降也有利于辅助心脏调节血液循环的作用。只有心和肺相互协作，人体的气血循环才能周流不息。寅时气血正好流注肺经，如果此时肺出了毛病，工作起来就会力不从心，这样肺的宣发和肃降功能就会受到影响。"宰相"出了毛病，"君主"只好孤军奋战，这样就容易加重心脏的负担，从而引发心脏病。这就是为什么许多心脏病患者会在凌晨去世的原因。现代医学虽没有"子午流注"的说法，但研究结果却与中医相似。美国哈佛大学在 1989 年的研究表明，冠状动脉疾病患者半夜醒来时往往会伴随冠状动脉疾病缺血的风险，这与心脏病发作常见于凌晨时分是相吻合的。

保证良好的睡眠

从中国文化来讲，寅时属虎，老虎是猛兽，可见这个时候是十分危险的。那么如何才能度过这个关键时刻呢？其实最好的办法就是睡觉。如果你去研究一下那些患有心脏病的患者，除了工作压力大外，爱熬夜也是其中一个必不可少的因素。因为该睡时不睡，肺的工作就易受到影响，久而久之就会连累到心。演艺界中患心脏病的人一直居高不下，就是因为他们经常黑白颠倒，时间紧了甚至连轴转，久了心肺自然会吃不消，引发心脏病也就在所难免。所以，保证良好的睡眠对心脏病患者而言是必不可少的。

但老年人往往会有早起的习惯，有些老年人甚至四五点钟就起床锻炼身体。如果你身边也有这样的老人，你一定得提醒他，这样做是十分危险的。老年人本来气血就虚，如果过早起床锻炼，机体就不得不硬调一些气血上来，这样就更易加重心脏的负担。因晨练过早而导致猝死的例子也并不鲜见。所以哪怕过早醒来，也不宜立即起床，可以在床上略躺一会儿，让体内阳气慢慢生发。也可以在床上练练吞津功或叩齿法，其健身效果并不比户外运动差。

对于心脏病患者来说，想要度过这个关键时刻，还要做到健肺，只要肺的功能正常，心脏的负担就可以减少。

王老师贴心叮嘱

肺与容颜

对于女性朋友来说，美丽的容颜是我们的向往和追求。但再美的容颜，也难以抵挡岁月的侵蚀，因此也就有了"美人迟暮"的悲凉。为了减少岁月的侵害，女人们想尽各种各样的办法来保养自己，去美容院，买各种昂贵的化妆品。其实，真正的美丽是从内心散发出来的。正如明代医家龚延贤所讲："善养生者，养内；不善养生者，养外。"

如果你去问下周围皮肤好的人，她们是如何保养的，具体方法可能千差万别，但有一点却是共同的，那就是保持良好的睡眠，不要熬夜。为什么呢？因为睡眠养肺。我们说某人皮肤好时经常会用到"气色"这个词，其实"气"和"色"得拆开来看。中医认为，"气"由三部分组成，即先天之气、后天之气和肺之清气。只有"气"充盈了，人的皮肤才会有"色"，才能光彩照人。

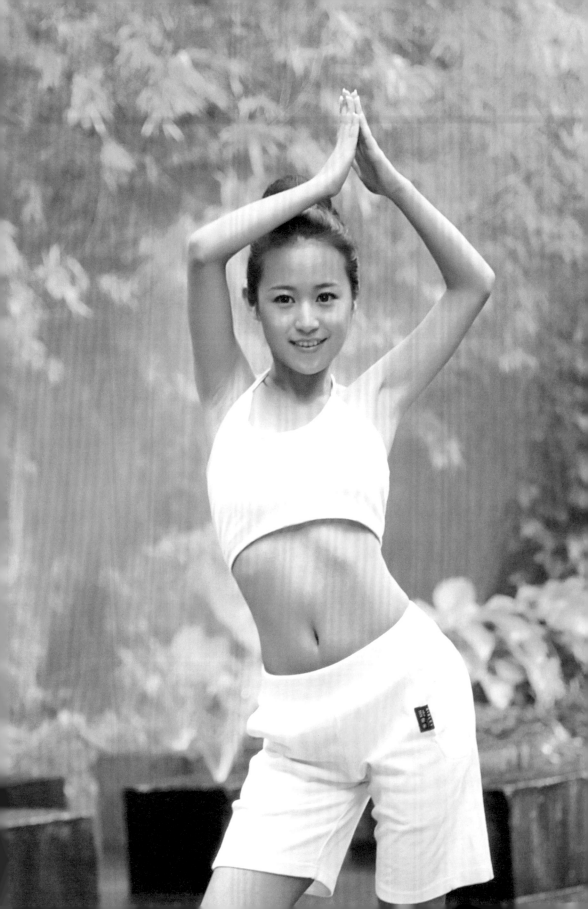

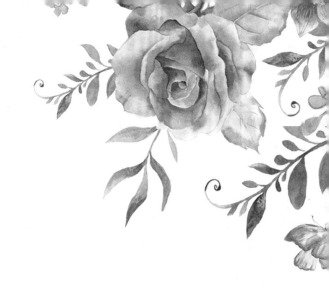

第二章

寒湿带来的妇科病，我该拿你怎么办

　　健康就是一种幸福，可女性与这种幸福之间仿佛总隔着妇科病的距离。女性想要健康，就要学会远离妇科疾病。导致妇科疾病的原因有很多，而寒湿是其中的一个重要因素，对女性来说，寒湿是万病之源，所以女性要远离妇科病，关键要祛寒湿。

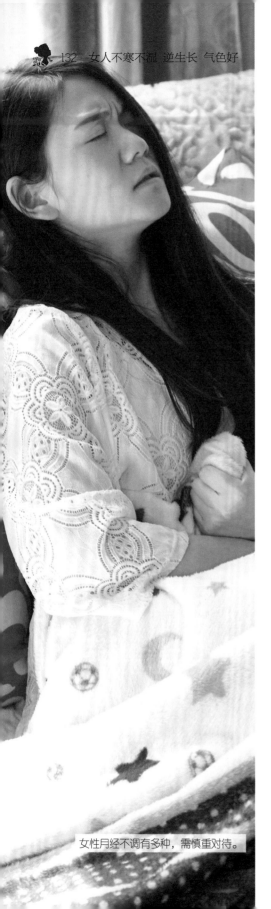

女性月经不调有多种，需慎重对待。

月经不调

月经不调有 7 种情况

作为女性，我们可能常常会提到月经不调这个词。但是你是不是真的了解月经不调呢？月经不调又分为哪些类型？下面我们来具体介绍。

①月经先期。指月经周期提前 7 天以上，甚至 1 个月 2 次。②月经后期。指月经周期延后 7 天以上，甚至四五十日来一次。③月经过多。指月经周期稳定，但排经量超出正常，或行经时间延长，总量也因而增多，并伴有其他症状。④月经过少。指月经周期正常，而经量减少，或行经时间缩短，总量亦少，并伴有其他症状。⑤月经先后无定期。指月经不按周期来潮，或先或后。⑥闭经。长时间月经不调可能引起闭经，停经时间超过三个月以上称为闭经。患者出现面色苍白或萎黄、精神疲倦、头晕目眩、心悸少气、虚烦不寐、四肢无力、舌质淡、脉沉细无力。当经常出现月经不调的症状时，一定要去医院做一下检查。⑦月经中期出血。又称经间期出血、排卵性出血。指两次规律正常的月经周期中间出现的出血，是由于雌激素水平短暂下降，使子宫内膜失去激素的支持而导致子宫内膜脱落引起的出血。常见的原因有子宫肌瘤、子宫内膜息肉、子宫内膜异位症等。还有一种情况是功能失调性子宫出血，即内外生殖器无明显器质性病变，而由内分泌调节系统失调所引起的子宫异常出血。这是月经不调中最常见的一种，常见于青春期及更年期。分为排卵性和无排卵性两类，约 85% 病例属无排卵性出血。

湿气重会影响月经吗

月经不调，也称月经失调，是临床常见的妇科疾病，多是由于情绪因素或者天气等外来因素及饮食作息不规律导致的。一般表现为月经周期改变或出血量的异常。湿气本身和月经没有关系，对月经影响不大，也不会导致月经不调。月经不调只是个症状，月经主要受体内雌激素影响，和是否存在湿气没有很大关系。但是，要注意的是，湿邪易凝聚成痰，阻塞血脉，会导致月经过少、闭经等现象，如果湿聚化热，热扰血脉亦可引起月经间期出血等症状。

湿气和月经本身关系不大，但的确经期中的女性更容易遭受湿气的入侵。因为经期大量的经血流出，势必会导致暂时性免疫力下降，所以更易受湿气侵袭。

女性经期如何养护

经期女性抵抗力弱，更容易遭受湿邪侵袭，所以，女性在生理期要格外注意。比如不要频繁洗头，洗完头一定要及时吹干，不要吃生冷食物等。经期要防寒避湿，避免淋雨、游泳、喝冷饮等。尤其是防止下半身受凉，注意保暖。

平日里缓解精神压力，可从事全身运动，如游泳，慢跑步，散步等，每周进行 1~2 次，每次至少 40 分钟。多食用一些具有减压作用的食物，如香蕉、土豆、圆白菜、虾、巧克力、火腿、西红柿、玉米等。

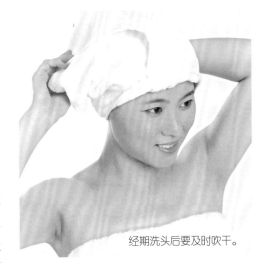
经期洗头后要及时吹干。

王老师贴心叮嘱

注意自我调理

月经不调的女性除了寻求医生的诊治外，平日的自我调理亦很重要。自我调整的原则在于改善体质，增强身体的抵抗力，于日常生活中，就是要有规律的生活、充足的睡眠、均衡的营养及勿焦虑紧张，保持愉悦的心情。俗话说，每个女人每个月都有那么几天不舒服，因为女人在月经期间本身情绪起伏就比较大，容易动怒。女性要学会懂得释放压力，保持积极平和的心态，避免负面情绪的侵扰，有助于保持月经正常。

另外，不要让自己太劳累，要保证充足的睡眠，避免重体力劳动以及剧烈的运动。最迟也要在 23 点以前入睡，才能使肝血得到滋养。

穴位调理月经提前

月经提前,指的是月经提前 7 天以上来潮,而且并非偶然,至少连续 2 个周期以上。寒邪伤阳,可导致阳虚、气虚。气虚则统摄无权,固摄无力,使冲任二脉失去调节和固摄功能,经血运行紊乱,所以会导致月经提前。对于气虚引起的月经提前,补气即可改善。只要气不虚,月经可恢复正常。

脾是后天之本,气血生化之源,按摩脾俞穴能增强脾的功能,运化水湿,补中益气。脾俞穴是健脾的首选穴位,其次是足三里穴。中医认为,人体最多气多血的经络是胃经,而足三里穴是胃经的主要穴位之一,也是人体的保健要穴、大穴,它具有调理脾胃、补中益气、通经活络、疏风化湿、扶正祛邪之功能。刺激足三里穴,可以激发气血的生化与运行,使人体气血充足而健康。

王老师贴心叮嘱

气虚问题可能会引起一系列的女性问题,所以一定要引起重视。在补气方面,按摩穴位的作用还是很大的。而脾俞穴和足三里穴都是很好的补气穴位。

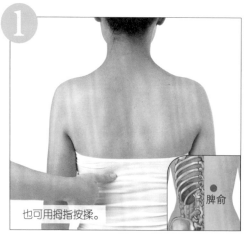

也可用拇指按揉。

脾俞

脾俞穴位于背部第 11 胸椎棘突下,后正中线旁开 1.5 寸。利用指尖,强力按压背部脾俞穴 3 次,每次 3~5 秒钟。

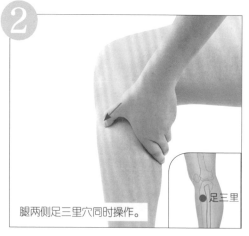

腿两侧足三里穴同时操作。

足三里

足三里穴位于外膝眼下四指凹陷处便是。用拇指或中指按压足三里穴,两侧同时操作。首先,按住几秒后迅速松开,然后再按住缓缓加力,再迅速松开,松开时,手指不离皮肤,依次操作 5 分钟。

月经过多食疗方

经期血量一般为 30~80 毫升，如果月经期间血量明显增加，超过 80 毫升，但又能在月经期 (3~8 天) 结束时自然停止，这就是月经过多。出现月经过多，如果经辨证是由寒邪损耗阳气，引起气虚，气不摄血而导致，调养的根本在于补益阳气。肾为气之根，脾为气之源，所以补气重在补脾益肾。除了气虚，血热也是月经过多的重要原因。

人参、山药、莲子、红枣、黄豆、薏米、胡萝卜、香菇、鸡肉、牛肉、乌鸡、黄芪、党参、黑豆等食物具有滋补脾肾的功效，适用于气虚所致的月经过多。由于气虚所致月经过多的女性朋友可以平日里多吃这些食物。此外，下面这几款食谱的补气血效果也是非常好的。

王老师贴心叮嘱

黄芪、红枣具有补脾益气的作用，枸杞子补肾气，乌鸡补铁补血。气虚常和血虚相伴相生，气虚到一定程度必然引起血虚。这几道汤气血同补，既能改善气虚状态，又能补充因月经量过多而流失的血液。

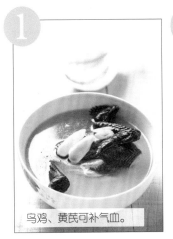

乌鸡、黄芪可补气血。

乌鸡 1 只，黄芪 15 克，枸杞 30 克，红枣 4 个，生姜、盐各适量。所有食材洗净处理好放入砂锅中，大火煮沸后转小火炖 2 小时。

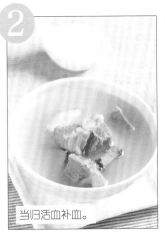

当归活血补血。

牛肉、当归片各 30 克，姜片 10 克，盐适量。牛肉切块，所有食材装入砂锅内加水 500 毫升，大火煮沸后转小火炖 1 小时，调味即可。

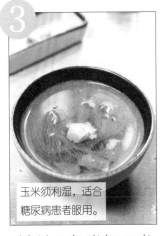

玉米须利湿，适合糖尿病患者服用。

玉米须 30 克，瘦肉 120 克，盐适量。将瘦肉切块，与玉米须一起放入陶罐内，加水，上蒸笼加盖清蒸至肉熟，调味即可。

月经推迟，用羊肉汤调理

月经推迟，即月经延迟 7 天以上来潮。身体虚寒的女性，因为寒邪损阳，阳气的力量被削弱，使子宫受寒，气血虚少，血海不能按时满溢，所以易出现月经推迟的现象。月经推迟一般伴有经血色淡、小腹冷痛、腰酸无力、面色苍白等症状。调养的关键在于温中补虚、行气补血。

当归生姜羊肉汤是《金匮要略》中的一张重要的治疗血虚有寒方药，当归行气活血，生姜、羊肉温中散寒，还可以加黄芪、党参补中益气，红枣补脾益气、养血补血，搭配食用，能有效改善子宫虚寒、气血不足的状况。除了当归生姜羊肉汤，也可以做些搭配这些食材的食谱食用，都有助于改善月经推迟的症状。

王老师贴心叮嘱

除了本文所说的一些饮食调理外，日常生活中也需要养成科学的生活方式，千万不能过度饮酒或者食用一些生冷的食物，这对于脾胃功能、消化能力以及其他方面都有非常不好的影响。

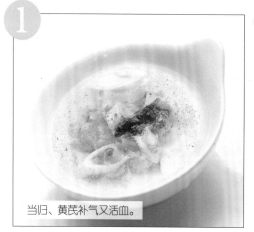

当归、黄芪补气又活血。

羊肉 500 克，当归 25 克，黄芪、党参各 20 克，姜片、盐各适量。羊肉洗净，切大块，冷水下锅，煮尽血水，捞起冲净。其他材料洗净，和羊肉共放入锅中，倒入适量水大火煮沸后转小火炖 2 小时，加盐调味即可。

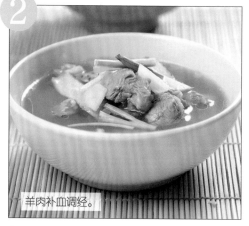

羊肉补血调经。

羊肉 500 克，生姜 30 克，当归 20 克。一同放入砂锅内，加适量水，先用大火烧沸，再改小火炖至肉烂，调味后即可。每日一次，食肉饮汤。能温经散寒，补血调经，适于血虚有寒，月经推迟者食用。

月经过少，穴位来补

月经过少，指的是月经周期基本正常，经量明显减少，甚至点滴即净；或经期缩短不足两天，经量亦少者，均称为月经过少。月经量少如不及时调理，会引发更严重的妇科问题。中医针对月经量少的调理，从病根抓起，通过调和气血，使气血顺畅、充足，疏肝理气，活血化瘀，从根本上调理月经量少的问题。中医认为血的生成和调节与心、肝、脾、肾等脏腑关系密切。

脏腑功能充分发挥，则气旺血足，所以治疗血虚最重要的还是调理腑脏，做到生血调血，引血归经。女性在经期受寒冷刺激，会使盆腔内的血管过分收缩，就会导致月经量少，甚至闭经。所以除了生血调血，还要做到保暖。

王老师贴心叮嘱

月经是女性健康的晴雨表，月经不调有可能是身体某个环节出现问题的征兆。例如，慢性盆腔炎有可能导致月经提前；卵巢功能失常，或者内分泌失调，可导致月经推迟。所以，当月经出现异常，并伴有其他不适症状时，一定要引起重视，尽快就医。

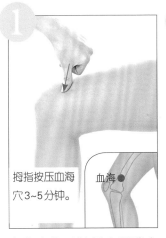

拇指按压血海穴3~5分钟。　血海

血海穴位于髌骨内侧端上2寸，股四头肌肌内侧头隆起处。具体操作方法为每天用拇指按压3~5分钟。

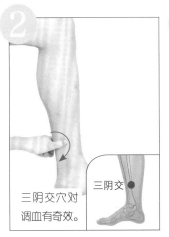

三阴交穴对调血有奇效。　三阴交

三阴交穴位于内踝尖直上3寸，胫骨后缘。左右脚各一穴。每天睡觉前坚持按揉三阴交穴 5~10 分钟，以皮肤潮红为度。

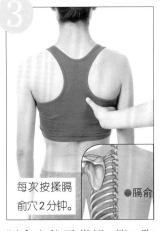

每次按揉膈俞穴2分钟。　膈俞

膈俞穴位于背部，第 7 胸椎棘突下，后正中线旁开1.5 寸。用拇指指端按揉穴位，每次 2 分钟，每天1~2 次。

月经期女性注意保暖，忌吃冷饮。

痛经

寒湿凝滞痛经最常见

从中医的角度看，痛经大致分为五种证型，分别是气滞血瘀、寒湿凝滞、湿热瘀阻、气血虚弱、肝肾亏损。

痛经病因病机复杂多样，因素体薄弱、肾气欠盛，或子宫发育不良、宫颈管狭窄，致经血排出困难而腹痛。或感寒淋雨、贪凉冷饮，或久居湿地，寒湿伤于下焦，客于胞宫致寒凝经血，血行失畅，不通则痛。其主要病机为寒湿凝滞，客于冲任，胞宫经血运行不畅，故不通则痛。其证型有虚实之分，实者有气滞血瘀、寒湿凝滞；虚者为阳虚内寒、气血虚弱、肝肾虚损等，而其中以寒湿凝滞型最为多见。那么，寒湿凝滞型痛经的症状是什么？

寒湿凝滞型痛经症见经前数日或经期小腹冷痛，得热痛减，按之痛甚，经量少，色不鲜或夹污黑瘀块，质稀。还可见畏寒肢冷，胃脘痛、遇热痛减，恶心呕吐，白带多，舌苔白腻，脉沉紧。

生活注意事项

忌食冷饮。寒湿凝滞型痛经是由于受到寒气、湿气的入侵，比如日常生活、工作的环境潮湿、阴冷，或者忽冷忽热，造成寒气凝下，湿气不能顺畅排泻，形成血瘀的症状。因此，寒湿凝滞型痛经女性尤其要注意忌食冷饮。在经期或经期前后，宜多饮温开水，不应恣食冷饮。许多女性发现在月经来潮时，进食大量冰激凌会减少月经量，缩短周期，下腹疼痛加重。

切勿贪凉。夏季出汗较多，毛孔开放，易受风寒之邪的侵袭，有痛经病史的女性在树荫下、凉台上、过道里乘凉的时间不宜太长；吹电风扇的时间也不宜过长；空调房间的温度不要调得过低；沐浴后要把身上的水擦干，尤其在行经之际，尽量避免受寒。中医认为血得寒则凝，寒冷使血管收缩，血液凝滞，经血形成或排除受阻，不通则痛，引起痛经。

区分气滞血瘀型和寒湿凝滞型痛经

气滞血瘀型痛经。是由于情志不畅，爱生气又得不到释放，引起肝气郁结，气机不畅，持续一段时间后就会造成血瘀阻滞，引起小腹疼痛。表现为有不顺心的事情就会加重，月经前心烦、胸闷，为小事而大发脾气，伴有乳房及胸胁部胀痛。

寒湿凝滞型痛经。表现为遇冷、潮湿就会加重，小腹喜温喜按，得暖痛减，经色淡血量少，伴有腰酸腿软，手足欠温，小便清长等。两种证型初期可以分清，如果已经时间较长，可能会相互转化，或者有合并的情况。

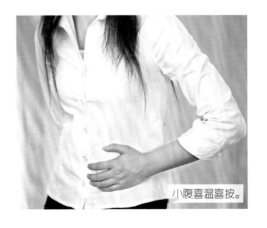
小腹喜温喜按。

治疗痛经的方法

王老师
贴心叮嘱

治疗痛经的药疗：服用维生素。对经前紧张综合征有显著疗效的是 B 族维生素，而 B 族维生素又以维生素 B_6 最为重要。此种维生素能够稳定情绪，帮助睡眠，使人精力充沛，并能减轻腹部疼痛，痛经女性可以尝试。

中草药。由香附、乌药、延胡索各 10 克，肉桂 3 克组成。凡因外受寒湿、气血不足或情志不畅等因素，引起月经前或行经时小腹隐痛、时感胀满，或时感小腹阴冷，待热则舒者，可取上药研碎成末，以沸水冲泡代茶饮，每日 2 剂，连服 3~5 天。本茶方温经、理气、止痛作用较强。

益母膏。经前后腹痛，均可用益母草 1 千克煎成膏，于行经前 3 天起每次吃 1 匙，每日两次，早晚空腹吃。

山楂酒。干山楂 200 克洗净去核，加入 60 度白酒 300 毫升，放入干净瓶中，密封瓶口；每日摇动 1 次，1 周后便可饮用。

此外，痛经不严重时还可用玫瑰花、山楂泡水喝，对于气滞血瘀引起的女性痛经症状有较好的改善作用。

艾灸治痛经

妇科疾病中，最常见的就是痛经。痛经是最折磨人的，严重的时候很多人需要吃止疼药来治疗，但是也不能经常吃药，其实是可以采用艾灸的方法治疗痛经的。痛经大多是血瘀所致，艾灸可以理气活血，化瘀止痛。中医认为，痛经多为肝郁不舒，气滞血瘀，或寒凝经脉，气血不畅所致，宜活血化瘀，温经止痛。

灸疗是古代最神秘莫测的医术之一，《本草纲目》中记载："艾叶苦辛，生温熟热、纯阳之性、能回垂绝之元阳，通十二经、走三阴……以之灸火，能透诸经，而除百病。"艾灸疗法具有温经通络、祛湿逐寒、消肿散结等作用。

王老师贴心叮嘱

艾灸操作简单，且比较安全，是很多人会选用的方式，但是艾灸也有注意事项。首先，艾灸不可离脐部太近，否则易烫伤；其次，刚吃完饭或空腹不宜灸脐，温灸后要多喝温开水，绝对不可喝冷水或冰水，有助于排出体内毒素；最后，脉搏每分钟超过90次以上者禁灸。过饥、过饱、酒醉禁灸，孕妇禁用。

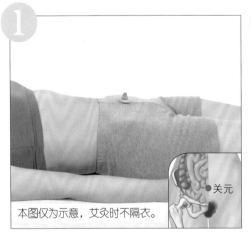

本图仅为示意，艾灸时不隔衣。

关元

隔姜灸。将生姜切片，放置于肚脐（神阙穴）、关元穴处，取艾绒如蚕豆或枣核大小，放在姜片上，点燃艾绒施灸。每穴灸3~5壮，每次10~30分钟，自经前3天开始，每日一次，至月经来潮、疼痛消失为止。

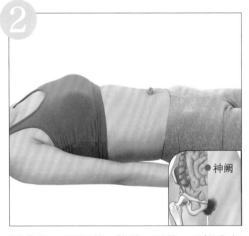

神阙

隔药灸。取红花、蒲黄、川芎、延胡索各等量研为细末，加黄酒适量制成药饼，放置于肚脐（神阙穴）、关元穴处。取艾绒如蚕豆或枣核大小，放在药饼上，点燃艾绒施灸，每穴灸3~5壮，每次10~30分钟。

"吃"掉痛经

痛经是让女性朋友痛苦不堪的小毛病。痛经严重时，女性朋友总是在床上翻来覆去无法入眠。女人在非常时期，不必如此紧张，了解缓解痛经的饮食方法，可以帮助女性安然度过那几天。那么，经期吃什么可以缓解痛经？少吃过甜或过咸的食物，因为它们会使你胀气并且行动迟缓。注意忌口，行经前及经期尽量不吃生冷和辛辣等刺激性强的食物，如冰激凌、烧烤食物、辣椒等。

平时应多吃蔬菜、水果、鸡肉、鱼肉，并尽量少吃多餐。女人月经期间，应该补充一些有利于"经水之行"的食品，如苹果、羊肉、鸡肉、红糖、红枣、牛奶、益母草、当归、桂圆等温补食物。

王老师贴心叮嘱

痛经的女性在平时生活中应该适量吃些富含维生素E的食物，以此来起到舒缓痛经的作用。维生素E又名生育酚，适量的补充维生素可帮助女性有效地维持生殖器官正常功能，而在月经期间补充还可以起到放松肌肉的功效，从而更好地达到预防以及缓解痛经的作用。

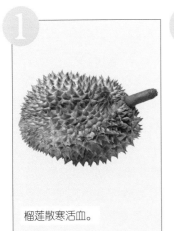
榴莲散寒活血。

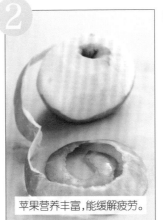
苹果营养丰富，能缓解疲劳。

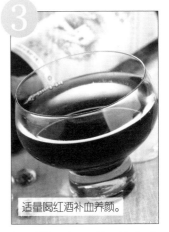
适量喝红酒补血养颜。

榴莲性热，可以活血散寒，特别适合受痛经困扰的女性食用。另外，用榴莲的果壳和猪骨头一起煮汤也是民间传统的食疗秘方。

苹果含有多种维生素，1个苹果中含有类黄酮30毫克以上。有研究提示：生物类黄酮，可调节血脂，降低血液黏稠度。

红酒能通经活络，扩张血管，使平滑肌松弛，对痛经的预防和治疗有一定作用，能缓解症状，又能起到温阳补血，缓急止痛的效果。

乳腺增生

　　乳腺增生症是指乳腺上皮和纤维组织增生，乳腺组织导管和乳小叶在结构上的退行性病变及进行性结缔组织的生长。其发病原因主要是由于内分泌激素失调。乳腺增生症是女性最常见的乳房疾病，其发病率占乳腺疾病的首位。近些年来该病发病率呈逐年上升的趋势，年龄也越来越低龄化。据调查有 70%~80% 的女性都有不同程度的乳腺增生，多见于 25~45 岁的女性。

　　乳腺在内分泌激素，特别是在雌激素、孕激素的作用下，随着月经周期的变化，会有增生和复旧的改变。由于某些原因引起内分泌激素代谢失衡，雌激素水平增高，可以出现乳腺组织增生过度和复旧不全，经过一段时间以后，增生的乳腺组织不能完全消退，就会形成乳腺增生症。

　　乳腺增生在不同年龄组有不同特点。未婚、已婚未育、尚未哺乳的女性，其主要症状为乳腺胀痛，可同时累及双侧，但多以一侧偏重。月经前乳腺胀痛明显，月经过后即见减轻并逐渐停止，下次月经来前疼痛再度出现，整个乳房有弥漫性结节感，并伴有触痛。35 岁以后女性主要症状是乳腺肿块，乳疼和触痛较轻，且与月经周期无关。用手触摸乳房可摸到大小不等、扁圆形或不规则形、质地柔韧的结节，边界不清楚，与皮肤及深部组织无粘连，可被推动。45 岁以后常表现为单个或多个散在的囊性肿物，边界清楚，多伴有钝痛、胀痛或烧灼感。绝经后妇女乳房腺体萎缩，囊性病变更为突出。乳房疼痛的严重程度与结节的有无及范围无相关性，疼痛可向腋下、肩背部扩散。少数患者

女性要科学对待乳腺增生。

可伴发乳头溢液。由于病因来自身体内分泌功能紊乱，故除乳房方面的症状外同时还可出现月经不规律，脾气不好，爱着急、爱生气、爱出汗等症状。

乳腺增生的检查

乳房触诊。女性乳房是凹凸不平的，许多妇女自己摸到肿块只不过是正常乳腺凸起的区域。在每次月经到来前，这些肿块会变得更加明显、更容易触及。就乳腺肿块的特点而言，乳腺增生症常会同时或相继在两侧乳房发现多个大小不等、界限不清的结节，可被推动。乳腺纤维腺瘤肿块多为圆形或卵圆形，边界清楚，表面光滑，与皮肤及周围组织无粘连，活动度大，触之有滑脱感。乳腺癌的肿块多为单发结节，边缘不规则，多数质地较硬，常与皮肤粘连。

彩超。方便、无创伤，可多次重复。依据乳腺结节的形状、囊实性和与周围组织的关系，可对乳腺增生症、乳腺纤维腺瘤和乳腺癌做出鉴别诊断。

X线摄影。具有较高的诊断价值，能清晰显示乳腺各层组织及钙化灶，对鉴别良、恶性病变及早期发现乳腺癌具有一定优势，但对年轻女性、致密型乳腺（腺体密度>70%）显像欠佳。

核磁共振。能快速获得乳房内部结构的高精确度图像，无电离辐射，对人体没有不良影响。更适合乳房内多发小病灶，位置较深，临近胸壁的病灶，以及置入乳房假体患者的检查，故彩超和乳腺X线摄影高度可疑病灶时，可进一步进行核磁共振检查。

病灶穿刺活检。乳腺结节为排除恶性病变，必要时可进行病灶穿刺检查，该项检查是一种创伤性检查，是诊断和排除乳腺癌的"金标准"。

王老师贴心叮嘱

乳腺增生症的预防及治疗

乳腺增生症是由于身体内分泌功能紊乱造成的。乳房疼痛轻者，可调节心理，缓冲压力；疼痛重者推荐中医中药治疗，定期复查。

心理治疗。乳腺增生症的发生往往与劳累、生活不规律、精神紧张、压力过重有关。治疗乳腺增生症首先就是要舒缓生活和工作压力，消除烦恼，保持心情舒畅和心态平和，症状就可以缓解。

中医中药治疗。中医认为乳腺增生症始于肝郁，而后血瘀痰凝成块，宜疏肝理气，活血化瘀，软坚散结。柴胡、白芍、香附、橘叶、丹参、地龙为中医处方中的常用药。有些患者还可服用中成药，在排除乳腺恶性肿瘤的前提下还可试用中医外治疗法，如中药乳罩、针灸、按摩等。

在日常生活中，要建立良好的生活方式，保持心情舒畅。坚持体育锻炼，养成每月一次的乳房自查习惯。

穴位缓解乳腺增生

中医认为乳腺增生主要是由气血不畅通造成的，与女性的心理、生活和饮食习惯有很大关系。可以通过按摩肝经、胆经这些经络的穴位，消除身体的积滞，促进气血的通畅，让乳腺增生在按摩中得到改善。按摩的穴位有渊腋穴、辄筋穴、三阴交穴、太冲穴。其中渊腋穴、辄筋穴是胆经的要穴，三阴交穴对于女性作用很大，太冲穴是肝经的原穴，这几个穴位对于疏通经络很有益处，按摩时每个穴位点按 180 下，以感觉到酸麻为度。

如果是轻度的增生，一般一周到半个月会感觉到增生减轻，如果增生严重，就需要坚持按摩一段时间，需要到医院进行综合治疗，会达到理想的效果。

王老师贴心叮嘱

除了刺激穴位外，慢跑也是缓解乳房胀痛很好的方法。气机不畅，血瘀湿阻是引起冲任失调型乳房胀痛的原因，而慢跑可以改善呼吸，顺畅气血。慢跑时的姿势不必刻意像专业运动员那样，只要在轻松的状态下锻炼就可以了。跑步时肩部放松，避免含胸。

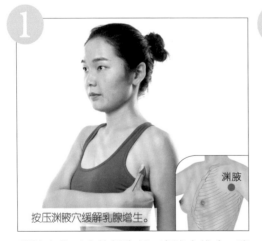

渊腋

按压渊腋穴缓解乳腺增生。

渊腋穴位于人体侧胸部，当腋中线上，腋下 3 寸，第 4 肋间隙中。按摩渊腋穴，背部肌肉尽量往上伸展，保持挺直的姿势，用拇指指腹同时按压穴位，动作要缓慢，按下时会感觉到轻微的疼痛感。

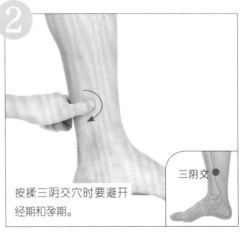

三阴交

按揉三阴交穴时要避开经期和孕期。

三阴交穴在小腿内侧，当足内踝尖上 3 寸，胫骨内侧缘后方。首先将拇指立起来，放在三阴交穴的表面，再用力向下按压，揉 1 分钟后停下来，间隔一下，再揉 1 分钟。注意孕期和经期不要按摩三阴交穴。

乳腺增生食疗方

20~50 岁的女性，如果去做各项乳房体检的话，体检报告里几乎是很难见到"正常"这样的字眼的。如果报告里仅有"增生"的表述，那么你不用担心，基本说明你的乳房是正常的。当有结节时可去做 B 超。很多女性在疼痛的同时还会摸到自己的乳房里有"肿块"。如果左右两边对称，而且肿物在经期的前后有变化，那么可以猜测为普通增生。确诊最主要的手段还是通过 B 超来检查，检查后医生会给你一个可行的治疗建议。

王老师贴心叮嘱

乳腺增生和情绪有着密切的关系，少生气是预防和治疗乳腺增生的关键。遇到不顺心的时候，我们首先应该改变自己的心境。因为客观因素是无法改变的，我们唯一能做的就是换种不同的角度看问题，改变自己的心态。

玫瑰花和蚕豆花均有很好的疏肝理气、解郁散结的功效。海带含有大量的碘，能够辅助治疗乳腺增生。

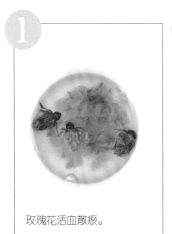

玫瑰花活血散瘀。

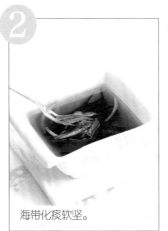

海带化痰软坚。

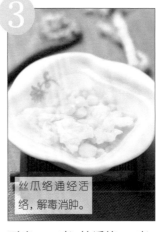

丝瓜络通经活络，解毒消肿。

玫瑰花 6 克，蚕豆花 10 克。将原料分别洗净，沥干，一同放入茶杯中，加开水冲泡，盖上茶杯盖，闷 10 分钟即可。可代茶饮。

鲜海带丝 50 克，胡萝卜丝 20 克，香油 10 毫升，盐 2 克。砂锅里加入水将海带丝稍煮，再加入其他食材，继续煎煮半小时即可。

玉米 100 克，丝瓜络 50 克，橘核 10 克，鸡蛋 1 个。将玉米、丝瓜络和橘核一同放入锅中加水熬煮 1 小时，然后打入蛋花，即可服用。

瑜伽，舒展乳房

蜥蜴式

蜥蜴式瑜伽动作，能将身体前侧充分伸展，并利用重心的移动和地心引力来刺激体内的横膈膜，增强呼吸系统的同时，使胸部得到伸展，乳腺得到疏通。此动作需要长期练习，才能起到好的作用，不能三天打鱼两天晒网。

❗ 练习蜥蜴式注意事项

呼吸：每一轮练习中抬起身体时吸气，放低身体时呼气。

时间：此姿势开始时 3 次，逐步到达 10 次。

意念：在背部，时刻感受背部肌肉的紧张。

禁忌：有严重背痛或关节疾病者不要练习此式。

> 练习过程中，小腿以上的躯干部分应呈波浪形推移。经期时，做到第 3 步即可停止，避免运动量过大。

1 俯卧在瑜伽垫上，身体向上跷，脚背着地，足趾伸展，头应朝前，体重压在两只前臂上。整个练习中，手臂是保持不动的，只有上半身移动。

两腿紧贴地面。

2 抬起上体，将双手手肘弯曲，在胸下相握，面部朝前，身体的重量压在手臂上，眼睛看向地面，双腿向后伸直。

身体的重量要转移到手臂上。

练蜥蜴式的好处

肩膀和胸膛都被打开，肺中的浊气也被挤压出来；

唤醒脊柱，促进脊柱及神经的血液循环，使身体的每一部分迅速启动；

滋养脊神经，使脊柱灵活，利于生命能量向心轮汇集；

缓解身体疲劳，改变弓腰驼背的不良体态；

通过按摩胸腹内脏，改善这些脏腑功能，并能养护子宫。

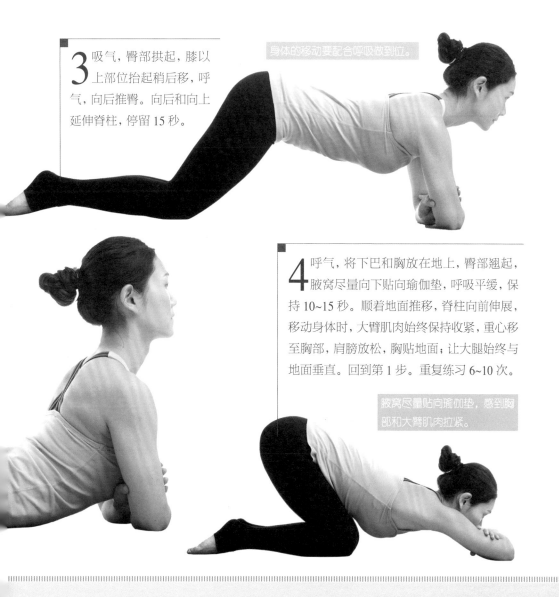

3 吸气，臀部拱起，膝以上部位抬起稍后移，呼气，向后推臀。向后和向上延伸脊柱，停留 15 秒。

身体的移动要配合呼吸做到位。

4 呼气，将下巴和胸放在地上，臀部翘起，腋窝尽量向下贴向瑜伽垫，呼吸平缓，保持 10~15 秒。顺着地面推移，脊柱向前伸展，移动身体时，大臂肌肉始终保持收紧，重心移至胸部，肩膀放松，胸贴地面；让大腿始终与地面垂直。回到第 1 步。重复练习 6~10 次。

腋窝尽量贴向瑜伽垫，感到胸部和大臂肌肉拉紧。

牛面式

　　牛面式瑜伽不仅向后推动肩胛骨，打开肩关节，而且使大腿、腹部、颈部等肌肉也能得到伸展，塑形效果显著。特别有助于因日常工作需要趴在办公桌上女性的胸部伸展，使胸部在双手相扣、肩胛骨扩张时不得不展开、挺起，对打造胸部优美曲线很有帮助。

> **！练习牛面式注意事项**
>
> **呼吸：**整个练习过程中，保持自然、均匀的呼吸。
> **意念：**体会两肩的紧张和双臂的拉伸。
> **动作：**双腿交叠时，务必使双脚脚背贴地，且双膝膝盖相对。
> **禁忌：**有严重颈部、肩部疾病的人不要练习此式。

第一周每天练习4遍。从第二周起，每天可以练习6遍。每一遍都要交替双手进行练习。

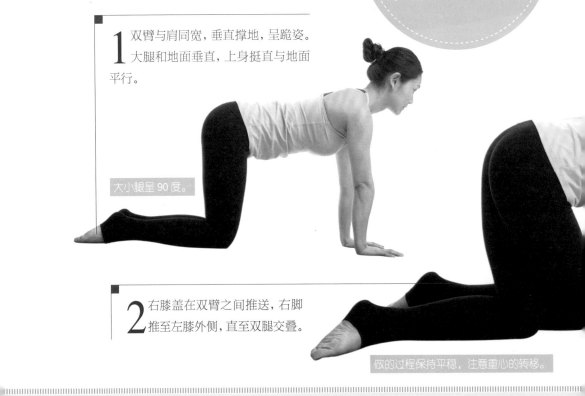

1 双臂与肩同宽，垂直撑地，呈跪姿。大腿和地面垂直，上身挺直与地面平行。

大小腿呈90度。

2 右膝盖在双臂之间推送，右脚推至左膝外侧，直至双腿交叠。

做的过程保持平稳，注意重心的转移。

练牛面式的好处

增加人体躯干和头部区域的血液供应，唤醒大脑，使头部、肩膀产生轻盈的感觉；

舒展背、胸，打开肩关节，增加它们的灵活性；

伸展大腿肌肉，强化膝关节，增加膝盖灵活性，使人神清气爽，对脑下垂体有好处；

改善手、脚、肩部僵硬，缓解风湿、痔疮及坐骨神经痛。

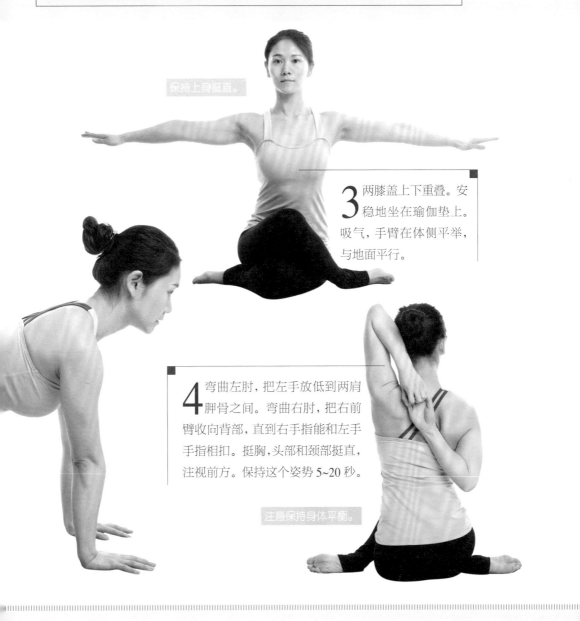

保持上身挺直。

3 两膝盖上下重叠。安稳地坐在瑜伽垫上。吸气，手臂在体侧平举，与地面平行。

4 弯曲左肘，把左手放低到两肩胛骨之间。弯曲右肘，把右前臂收向背部，直到右手指能和左手手指相扣。挺胸，头部和颈部挺直，注视前方。保持这个姿势5~20秒。

注意保持身体平衡。

摩天式

　　摩天式瑜伽可以有效地消除由于脊神经失调所引起的各种疾病,能消除腰椎间盘所承受的过度压力,缓解腰椎间盘突出症所引起的疼痛与坐骨神经痛,调整消化系统的功能,消除消化不良和便秘。除此之外,摩天式能够很好地锻炼我们的胸部,让我们的胸形变得更加坚挺傲人!

！练习摩天式注意事项

呼吸:吸气时抬脚跟,之后保持平稳呼吸,这样才能控制身体平衡,呼气时还原。

意念:直立时感受身体向上的伸展,前屈时感受身体向前方的延伸,双臂展开时感受双臂肌群向两侧的延伸。

刚开始练习时,如果无法踮脚完成步骤4,可用双脚着地的姿势来代替,但要注意腹部收紧和呼吸频率。

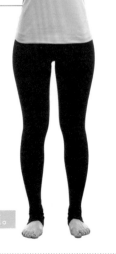

1 站立,两腿略分开,保持脊柱挺直。吸气,双臂在体侧平举,掌心向下。

保持身体挺直。

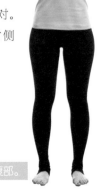

2 双臂高举过头顶,伸直,掌心相对。屈肘,双手握住对侧肘部。

目视前方,收紧腹部。

练摩天式的好处

伸展脊柱，缓解僵硬与紧张，提振神经系统；

伸展腹部肌群和肠脏器官，活跃消化和排泄系统，有助于缓解便秘；

预防女性乳房下垂；

减缓肩周炎，消减肩部、上臂以及腹部的多余脂肪；

消除腰椎间盘所承受的过度压力，缓解腰椎间盘突出症所引起的疼痛，

缓解坐骨神经痛。

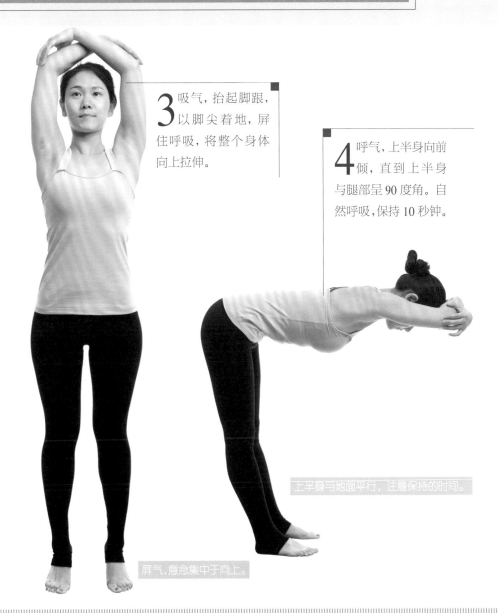

3 吸气，抬起脚跟，以脚尖着地，屏住呼吸，将整个身体向上拉伸。

4 呼气，上半身向前倾，直到上半身与腿部呈 90 度角。自然呼吸，保持 10 秒钟。

上半身与地面平行，注意保持的时间。

屏气，意念集中于向上。

弓式

　　弓式瑜伽因为像一张拉开的弓而得名，躯干和腿就是一张弓，手臂则代表了弓弦。首先，弓式瑜伽能够雕塑臀部线条，减少腰上多余的脂肪；其次，弓式瑜伽能够消除疲劳，放松髋部和肩部关节；最后，对于女性胸部来说，练习弓式瑜伽能够强壮胸部的肌肉，以此让乳房显得更加完美有形。

! 练习弓式注意事项

呼吸：身体向后、向上抬高时呼气，呼吸自然稳定。

意念：不要用骨盆或肋骨触地，背部收紧，身体尽量向上。

动作：握住脚踝的手要伸直、腿要绷紧。

弓式对身体的柔韧性和平衡能力要求很高，切勿急进。此外，背部和脊椎受过伤的人及孕妇不宜练习。

1 俯卧在瑜伽垫上，下巴贴在地上，手臂伸直放在身体两旁，脚背贴地，调整呼吸。

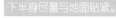
下半身尽量与地面贴紧。

拉伸的过程感到大腿肌肉绷紧。

2 弯曲小腿，让小腿靠向臀部，双手抓住两脚脚踝处。

练弓式的好处

伸展颈部和整个脊椎，加强脊椎的弹性及灵活度；

伸展肩胛骨，减轻肩部僵硬；

扩展前胸及肺部，增加肺活量；

使髋部更强健，促进腹部周围的血液循环，改善消化功能，缓解椎间盘突出；塑造流畅臀部曲线，使人保持活力。

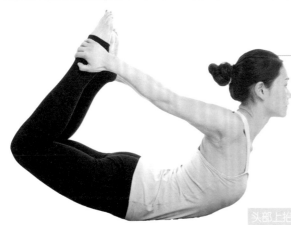

3 吸气，上身和两腿用力向上抬起，两脚和双手形成对抗，达到身体的平衡，头部向斜上方抬起，肩部向外扩展，打开胸腔，也可使脚背回钩。

头部上抬，胸部肌肉同时拉伸。

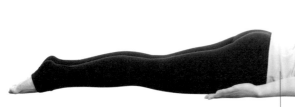

身体慢慢回落。

4 随着呼吸动作加深，尽量抬高，保持几组呼吸，之后松开双手，身体慢慢回落，之后可以做婴儿式放松。

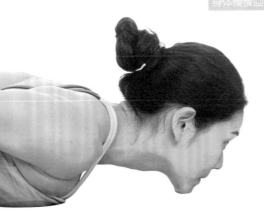

猫伸展式

　　猫伸展式瑜伽是一个有奇效的姿势。由于它对脊柱起作用,因而可强壮神经系统,从而让生命之气能够畅通无阻地运行。更重要的是它能够很好地刺激胸部组织,扩展胸廓,达到丰胸美胸的效果,同时它还能修饰我们的肩背线条,让你凹凸有致。

！练习猫伸展式注意事项

呼吸:呼气向上拱起时,臀部要向内收,吸气向下沉时臀部则要向上翘起。

意念:在动作过程中,关注每一节脊柱的屈伸过程。

动作:猫伸展式动作要尽量缓慢,随着呼吸节奏来进行,不要太快,也不要用力过猛。

禁忌:背部和颈部受过伤的人要多加注意。

手腕感觉不适,可将毛巾卷起,掌根压在毛巾边缘,手指在地上,可减小手腕的夹角。

1 四肢撑地跪立在瑜伽垫上,两脚可分开与肩同宽,大腿垂直于地面,两臂与肩同宽垂直于地面,脚背绷直放于地面,手指大大张开撑在地面上,中指向前,背部保持与地面平直,大臂外旋使肩部打开,手肘处要有适当弹性。

2 吸气,背部慢慢向下,臀部自然向上翘起,胸部向上提升,头部随着脊柱的弯曲慢慢抬起,脖子拉长,不要耸肩,眼睛看向斜上方,腰部随着吸气向下弯成弧形,手臂与大腿仍垂直于地面,动作随着吸气做到最大。

手臂和大腿始终保持和地面垂直。

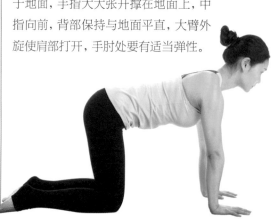

手肘处不能紧绷。

练猫伸展式的好处

增强脊柱的弹性和髋部的灵活性；

放松紧绷的肩颈部；

伸展背部，减轻背痛；

调养女性生殖器官，缓解痛经症状；

促进消化，缓解轻度便秘；

强健腹肌，缓解压力。

3 呼气，随着呼气先慢慢将背部收回，再继续向上拱起，腹部慢慢收紧，脊柱形成一个拱形，头部随着呼气和背部的拱起慢慢向下，眼睛看向大腿处，大腿和手臂仍然垂直于地面，随着呼气，背部拱到最高处。

收紧腹部，动作过程配合呼吸。

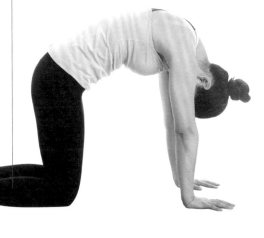

4 随着呼吸重复上面两组动作，要让呼吸引领动作，做到流畅自然，不要屏气，重复几组呼吸，做完猫伸展式练习之后可以伏地休息或利用婴儿式进行放松。

可重复数次进行，以不感觉劳累为主。

顶峰式

　　顶峰式瑜伽具有强劲的控制情绪稳定和增强人的意志力的作用。尤其对于腰腹肥胖、气虚、乏力、肾功能虚弱、肠胃虚的女性来说，是个非常不错的练习动作。而顶峰式对于美胸丰胸也有着强大的功效，能够有效促进胸部的血液循环，保持胸部坚挺。

！练习顶峰式注意事项

呼吸：注意保持深长的呼吸，感觉臀部不断向上抬起，两腿得到伸展。

动作：注意四肢向身躯和臀部收缩，最后落点在腰腹的收束上。

禁忌：血压不稳和有眩晕症的人不宜坚持太久。

双手用力下压，身体上提；髋部前移，体会腿后肌群的伸展；保持动作时，将重心后移，更多体重落在脚尖上。

1 跪下，双手撑于地面，与肩同宽，取金刚坐姿，臀部慢慢离开小腿，手掌压地。

手掌之间的距离与肩部同宽，保持身体平衡。

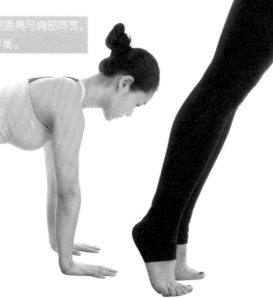

练顶峰式的好处

挤压、运动腹部，有效燃烧脂肪；

有效滋养面部神经，消除疲劳，辅助治疗肩部疼痛以及肩周炎；

锻炼腿部肌肉，拉伸大腿和小腿韧带及脚踝和跟腱部位，消除腿部酸胀和僵硬感。

3 吐气，手臂、肩部、背部向下压，膝盖挺直，脚跟完全踩落地面，背部尽量不要拱起；放松颈部，头部自然下垂，身体呈倒 V 状。保持姿势 10 秒钟，调匀呼吸后，重复动作 3 遍。

2 吸气，伸直两腿，抬起臀部，手臂、腹部同时施力撑起身体，肩膀向下，脚跟提起。

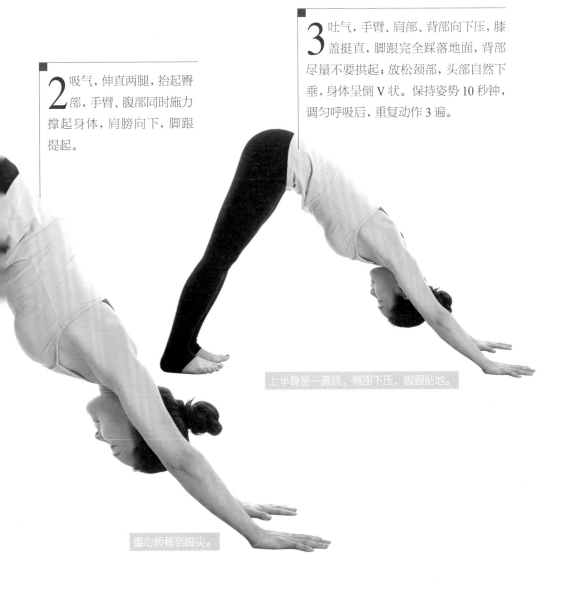

上半身呈一直线，背部下压，脚跟贴地。

重心转移到脚尖。

鱼式

　　鱼式瑜伽能使背部区域肌肉得到完全的伸展，同时，胸部也能得到很好的扩展。而扩展胸部不仅能够使乳房看起来更漂亮，而且能够有效地促进胸部的血液循环，使胸部的毒素得到排出，进而减少乳腺疾病的发生。

> **！练习鱼式注意事项**
>
> **呼吸**：吸气时身体撑起，练习最终体式，保持深长呼吸。
>
> **意念**：感受腰背的力量以及从腹部到颈部的拉伸。
>
> **动作**：头顶触地，盘双莲花时双腿不离开地面。
>
> **禁忌**：高血压和低血压患者以及有严重腰伤的人不要练习此式。

可以的话，追求头顶触地，盘双莲花时双腿不离开地。

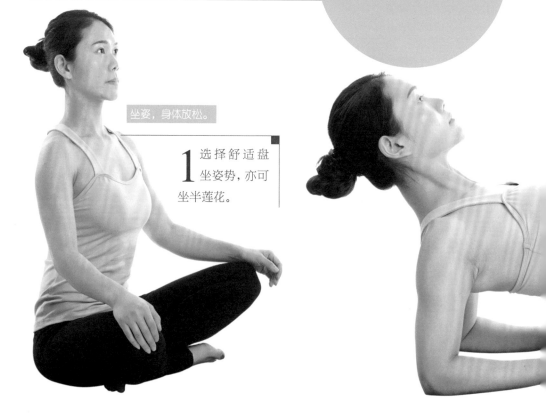

坐姿，身体放松。

1 选择舒适盘坐姿势，亦可坐半莲花。

练鱼式的好处

美化颈部和下巴的线条；

改善上身肥胖形态；

预防双下巴，保养甲状腺；

防止肩膀酸痛、背部僵硬。

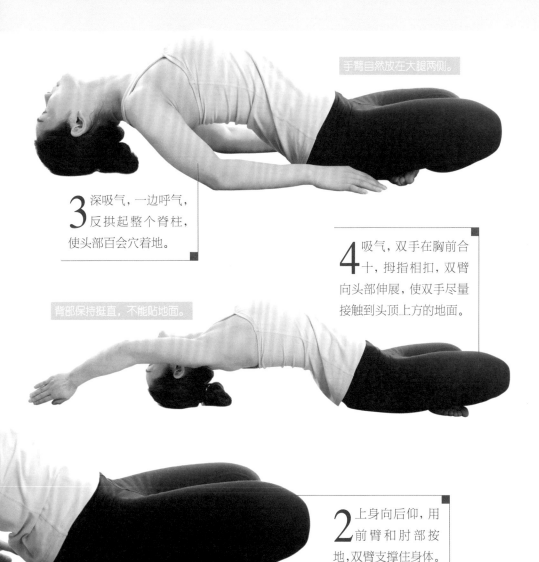

手臂自然放在大腿两侧。

3 深吸气，一边呼气，反拱起整个脊柱，使头部百会穴着地。

4 吸气，双手在胸前合十，拇指相扣，双臂向头部伸展，使双手尽量接触到头顶上方的地面。

背部保持挺直，不能贴地面。

2 上身向后仰，用前臂和肘部按地，双臂支撑住身体。

坐角式

坐角式瑜伽动作，能使上半身的肌肉充分舒展，特别能拉伸胸部肌肉，缓解胸部肌肉紧张。做此动作注意做到拉伸到位。

❗ 练习坐角式注意事项

呼吸：每一轮练习中抬起时吸气，放低身体时呼气。

时间：此姿势开始时2次，逐步达到8次。

意念：在胸部，拉伸时感到胸肌紧张。

禁忌：有严重背痛以及颈椎病的人禁练此式。

此动作难度较大，适合有一定基础的人练习。拉伸时双臂的位置打开到最大程度，对胸部肌肉拉伸效果好。

1 坐在瑜伽垫上，两腿分开，伸展。两腿依次尽可能地向两边打开。腿的后部紧贴地面，双手指抓住脚趾。脊柱挺直，扩展肋骨，深长呼吸。

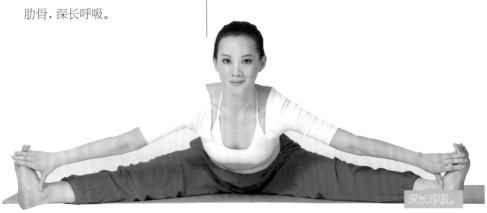

深长呼吸。

练坐角式的好处

缓解肌肉疲劳，拉伸胸部肌肉；

对于胳膊、腿部、腰部的肌肉均能起到拉伸效果，有利于减少腰部赘肉，

塑造体形；

放松腰部肌肉，改善背痛；

打开胯部肌腱及韧带，利于增加身体的柔韧性；

促进胸部血液循环，防治乳腺疾病。

2 呼气，身体向前弯，将头放在瑜伽垫上。伸展颈部，将下巴放在瑜伽垫上。双手抓住双脚，试着将胸部贴在瑜伽垫上，保持 30~60 秒，正常呼吸。

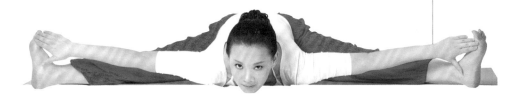

胸部尽量贴紧地面。

3 吸气，身体从瑜伽垫上慢慢坐起，松开双手，放手片刻后，双手抓住左脚，呼气，身体贴住左腿，手臂自然弯曲。两侧轮流进行。然后松开双手，双脚并拢，放松。

意念集中于侧胸部。

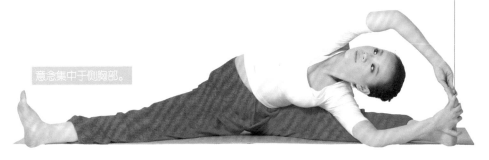

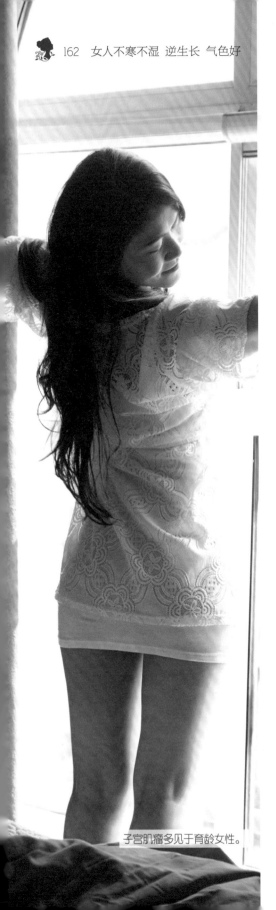

子宫肌瘤多见于育龄女性。

子宫肌瘤

子宫肌瘤是女性生殖器官中最常见的一种良性肿瘤，也是人体中最常见的肿瘤之一，又称为纤维肌瘤、子宫纤维瘤。由于子宫肌瘤主要是由子宫平滑肌细胞增生而成，其中有少量纤维结缔组织作为一种支持组织而存在，故称为子宫平滑肌瘤较为确切。

有关子宫肌瘤的病因迄今仍不十分清楚，可能涉及到正常肌层的细胞突变、性激素及局部生长因子间的较为复杂的相互作用。

根据相关的临床观察和实验结果显示，子宫肌瘤是一种激素依赖性的肿瘤。

雌激素是促使子宫肌瘤生长的主要因素，有人认为生长激素（GH）与子宫肌瘤生长也有关系，生长激素能够协同雌激素促进有丝分裂而促进肌瘤生长，并推测人胎盘催乳素（HPL）也能协同雌激素促进有丝分裂，有学者认为妊娠期子宫肌瘤生长加速除了和妊娠期高激素环境有关外，可能人胎盘催乳素也参加了作用。

长期性生活失调而引起盆腔慢性充血也可能是诱发子宫肌瘤的原因之一。

中医认为，子宫肌瘤与寒凝胞宫、气滞血瘀、痰湿瘀阻、温热夹瘀以及阴虚内热有关。

子宫肌瘤的症状

多数的子宫肌瘤患者并无症状，一般是在盆腔检查或者超声检查时被发现。如果患者有症状，可能和肌瘤生长部位、速度、有无变性以及是否有并发症有关。多个浆膜下子宫肌瘤不一定有症状，而一个较小的黏膜下肌瘤则可能引起不规则阴道流血或月经过多。

临床上常见的症状为子宫出血。这也是子宫肌瘤最主要的症状，半数以上的患者有该症状。周期性出血为多，包括月经量增多、经期延长或周期缩短。也可能不具有月经周期性的不规则阴道流血。子宫出血以黏膜下肌瘤以及肌壁间肌瘤比较多，浆膜下肌瘤很少引起子宫出血。

其他常见症状有以下几种

腹部包块。子宫肌瘤呈生长状态，当子宫肌瘤增长至使子宫增大超过怀孕3个月时子宫大小或者为宫底部的较大浆膜下肌瘤时，常能在腹部触摸到包块，清晨小便前膀胱充盈，此时更明显。包块呈实性，可活动，无压痛。逐渐增大的肌瘤会压迫周边器官，若贴近膀胱，患者可感到尿频、尿急，等等。根据肌瘤的位置及大小，会影响周边器官的健康情况，严重者会产生相关疾病。

疼痛。子宫肌瘤一般不会引起疼痛，这也是通常不被及时发现的原因之一。但不少患者反映有下腹坠胀感、腰背酸痛。当浆膜下肌瘤发生蒂扭转，或者子宫肌瘤发生红色变性时，会产生急性腹痛，等等。

白带增多。子宫肌瘤导致子宫腔增大，子宫内膜腺体增多，而且盆腔充血，会使白带增多。当子宫或宫颈黏膜下肌瘤发生溃疡、感染、坏死等情况时，会产生血性或脓性白带。

不孕或流产。有些子宫肌瘤患者伴有不孕或易发生流产的症状，对受孕及妊娠的影响可能与肌瘤的生长部位、大小以及肌瘤数目有关。巨大的子宫肌瘤可能会导致子宫腔发生变形，从而妨碍孕囊着床以及胚胎生长发育，其他情况也会影响精子进入，等等。子宫肌瘤患者发生自然流产的概率也比正常人要高。

王老师贴心叮嘱

子宫肌瘤是常见的良性妇科肿瘤，平时生活中有许多需要注意的问题，那么到底要注意些什么呢？首先，要养成良好的生活习惯。该吃饭的时候吃饭，该睡觉的时候睡觉，该锻炼的时候锻炼，不抽烟、喝酒等。合理安排作息时间，早睡早起，不熬夜。其次，平心静气，不要给自己太多的压力。压力太大、过度忧虑、勾心斗角和长期抑郁不安都是子宫肌瘤的诱因。所以想要告别子宫肌瘤，就要保持精神愉悦、身心健康，不给自己太多的压力，做什么事都要放宽心。最后，饮食应该以清淡为主，多吃瘦肉、鹌鹑蛋、鲫鱼、甲鱼、鸡蛋以及冬瓜、黄瓜、海带、紫菜、豆腐、水果等。不吃酸性食物。不吃鸡类、蜂类、豆类、海参、花粉等食物。

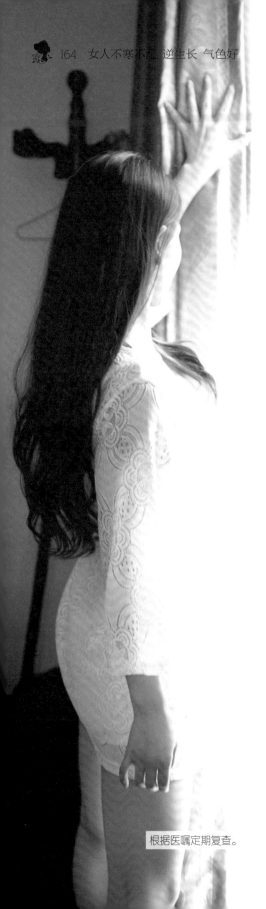

根据医嘱定期复查。

子宫肌瘤能做哪些检查

超声检查。为目前最为常用的辅助诊断方法。超声诊断子宫肌瘤的符合率高达 90% 以上。它可显示子宫大小，形状，肌瘤数目、部位、大小及肌瘤内部是否均匀或者有无液化、囊变等，也能显示肌瘤与子宫内膜以及相邻脏器的关系。超声检查有助于诊断子宫肌瘤，为区别肌瘤变性与否提供参考意见，还有助于与卵巢肿瘤或其他盆腔肿块相鉴别。

诊断性刮宫。是取子宫内膜做病理检查，以明确诊断。用宫腔探针探测子宫腔大小及方向，感受宫腔的形态，了解宫腔内有无肿块以及肿块所在部位。用诊断性刮匙刮去子宫内膜。对于子宫异常出血患者常常需要鉴别子宫内膜病变，诊断性刮宫具有重要价值。

宫腔镜检查。在宫腔镜下可直接观察宫腔形态、有无赘生物、有无病变，有助于黏膜下肌瘤的诊断。通常用于不育症通过其他检查仍然不怀孕，需要排除子宫腔是否有病变的患者。

腹腔镜检查。当子宫肌瘤须与卵巢肿瘤或其他盆腔肿块鉴别时，尤其是查到盆腔部分有增厚、粘连、小结节以及肿块无法确诊时，或者内外生殖器畸形通过其他检查无法确诊的情况，可进行腹腔镜检查。可以直接观察子宫大小、形态、肿瘤生长的部位，并初步判断其性质。

磁共振检查。一般情况下是无须磁共振检查的，如果需要鉴别诊断是子宫肌瘤还是子宫肉瘤，磁共振有一定作用。在腹腔镜手术前，做磁共振检查也可以帮助医生了解肌瘤的位置，减少肌瘤残留。

子宫肌瘤患者必须知道的

子宫肌瘤都是良性的。作为一种妇科常见肿瘤，子宫肌瘤又有"妇科第一瘤"之称。然而，需要明确的是，子宫肌瘤作为良性肿瘤，不会恶变而危及患者生命。

小肌瘤不会引起明显症状。一般情况下，当子宫肌瘤引起患者身体不适症状的时候，如月经异常、腹痛、不孕等，需要进行治疗。小肌瘤不建议手术。

手术伤害大于小肌瘤。利用手术治疗小肌瘤，手术过程中会对子宫造成伤害，现在常见的子宫腺肌症，多数就是由宫腔操作造成的。而手术操作还有引起腹腔粘连的可能，可以说，子宫小肌瘤的手术治疗，对患者身体造成的损伤，远远大于肌瘤本身。

小肌瘤做不"干净"。子宫肌瘤大的可达数千克，小的可能只有半粒米大小。要想通过手术将这些小肌瘤全部清除干净，几乎是不可能的。而随着时间的推移，这些极小的肌瘤又会慢慢长大，让人防不胜防。

子宫肌瘤患者忌吃的食物

首先，含有激素的食物是不能吃的，比如说蜂王浆等。这些食物对我们身体里面的子宫肌瘤有促进生长的作用，所以一定不要为了滋补身体就去买这些食物来吃，不然会起到反作用。红枣、桂圆这些食物也是禁止食用的，因为这些食物性热，而且是凝血性比较强的一种食物，也要少吃。

其次，就是那些刺激性比较强的食物或者调味品和饮料，比如说辣椒、生葱，这些都是一些口味比较重的食物，要禁止吃。不要酗酒，本来身体状况已经不好了，要是再食用这些东西，很容易加重子宫肌瘤的症状。

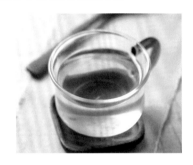

哪些人更容易得子宫肌瘤

王老师贴心叮嘱

哪些人更容易得子宫肌瘤呢？首先，是容易抑郁的女性。气血不畅容易引起子宫肌瘤的发病。情绪比较抑郁、精神压力比较大的女性容易引起气血不畅，并且在气血不畅难以得到疏解的时候，更加容易患上子宫肌瘤。其次是比较肥胖的女性。子宫肌瘤的发生与体内雌激素的增长有关。越是容易肥胖的人，越是容易在体内产生雌激素，因此，容易肥胖的女性比较容易患上子宫肌瘤。最后，没有生育过的女性比起生育过的女性更加容易患上子宫肌瘤，因此，需要格外注意。

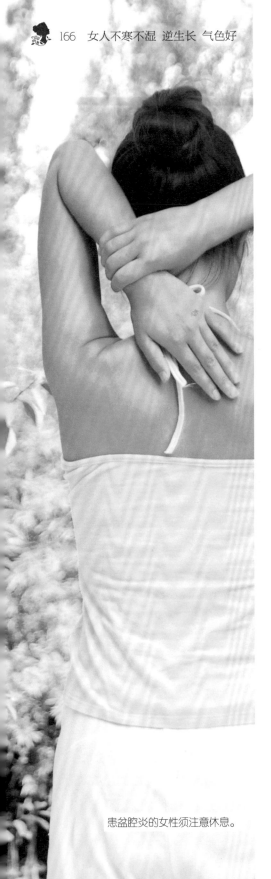

患盆腔炎的女性须注意休息。

盆腔炎

　　导致盆腔炎的原因有很多，种类也有很多，女性朋友在日常的生活中应该如何注意呢？盆腔炎到底有哪些危害呢？

　　盆腔炎往往是由一种以上病原体所致的混合性感染。病原体虽然可以通过血液或淋巴传播，有时是由四周的组织或器官直接蔓延而来，但绝大多数的盆腔炎是由阴道内的病原体沿黏膜面上行达盆腔器官引起的。生殖器官及四周组织的炎症往往不是孤立的，而是相互影响，同时发炎。

　　盆腔炎一般又分为急性盆腔炎和慢性盆腔炎。

　　患有急性盆腔炎的人通常有急性感染病史，会感到下腹隐痛、肌肉紧张、有压痛及反跳痛，伴有心率快、发热，阴道有大量脓性分泌物。病情严重时可有高热、头痛、寒战、食欲缺乏、白带异常、小腹胀痛、压痛、腰部酸痛等；有腹膜炎时可能会出现恶心、腹胀、呕吐、腹泻等；有脓胀形成时，可有下腹包块及局部压迫刺激症状，包块位于前方可有排尿困难、尿频、尿痛等，包块位于后方可致腹泻。

　　患慢性盆腔炎时，患者全身症状为低热，易感疲劳，部分患者由于病程长而出现神经衰弱症状，如失眠、精神不振、周身不适等。下腹部坠胀、疼痛及腰骶部酸痛，常在劳累、月经前后加剧。由于慢性炎症而导致盆腔瘀血、月经过多，卵巢功能损害时会出现月经不调，输卵管粘连阻塞时会导致不孕症。常见的危害包括以下三点：①导致宫外孕。慢性盆腔炎多为双侧输卵管炎，久而久之使输卵管粘连堵塞，管腔变窄或闭锁。导致受精卵无法着床于宫腔而形成宫外孕。②导致不孕。盆腔炎的发生往往累及双侧输卵管，造成管腔粘连，甚至完全阻塞，使卵子、精子或受精卵的通行发生障碍，导致不孕。③影响夫妻生活。

引发盆腔炎的原因

引起急性盆腔炎的主要病因：产后或流产感染、宫腔内手术操作术后感染、经期卫生不良、邻近器官的炎症直接蔓延等。急性盆腔炎可使机体发生急性子宫内膜炎及急性子宫肌炎、急性输卵管炎、输卵管积脓、输卵管卵巢脓肿、急性盆腔结缔组织炎、急性盆腔腹膜炎、败血症及脓毒血症等。

慢性盆腔炎常为急性盆腔炎未能彻底治疗，或患者体质较差，病程迁延所致。它可使机体发生慢性输卵管炎与输卵管积水、输卵管卵巢炎及输卵管卵巢囊肿、慢性盆腔结缔组织炎。

盆腔炎饮食宜忌

适宜吃的食物：①需食具有清热祛湿功效的食物，如赤小豆、绿豆、冬瓜、扁豆、马齿苋等；应食具有活血理气散结之功效食物，如山楂、桃仁、果丹皮、橘核、橘皮、玫瑰花、金橘等；适当补充蛋白质，如猪瘦肉、鸭、鹅和鹌鹑等。②适量补充营养，多吃低热量、高蛋白、易消化的食物，如黄豆、豌豆、花生、豆腐、豆浆、面筋、动物肝脏、鱼类、核桃、甜瓜、燕麦等。③急性盆腔炎患者应多饮水，给予半流质饮食，如米汤、藕粉、葡萄汁、苹果汁、酸梅汤等。

最好不要吃的食物：①禁食生冷之物，如冷饮、凉茶等。②忌食辛辣温热、刺激性食物，如辣椒、羊肉等。③不宜食肥腻、寒凉黏滞食品，如肥肉、蟹、田螺、腌腊制品等。④禁烟、酒。

盆腔炎注意事项

王老师贴心叮嘱

盆腔炎不仅给患者带来很多身体上的难言之苦，同时还可能引起各种并发症，因此盆腔炎患者要特别加强对自己卫生意识的培养，在治疗的同时也要加强护理。盆腔炎患者要注意的事项有以下几点：

1.日常卫生。保持外阴清洁，勤换内裤，另设专用盆，毛巾、袜子、内裤要分开洗。毛巾、内裤用开水烫，并在阳光下暴晒6小时，养成良好的卫生习惯。外阴瘙痒者，勿用手搔抓，以防感染。避免不洁性交及滥交，丈夫有性病者，需一同治疗。保持大便通畅。有下腹痛，伴白带色、质、量、味异常者，应及时就诊。

2.经期卫生。经期及月经未净禁房事、盆浴及游泳，以防感染。经期勤换经垫及内裤，并用温水清洗外阴，每日2次，忌盆浴。正确认识盆腔炎，树立战胜疾病的信心，保持心情舒畅。急性期应卧床休息，避免过度劳累。

盆腔炎饮食保健

土茯苓为百合科植物块状根茎,性平味淡、甘,可健脾、解毒、利湿。

芡实,又名鸡头实,性平味涩、甘,归脾、肾经,可补脾祛湿,益肾固精,涩能收敛,可治白带过多。

金樱子性平味酸,固精补益。

石菖蒲性温味辛,善舒心气,畅心神,怡心情,益心志。也具清芬之气,具利气化浊,祛邪疗带功效。故以上4种药组成的食疗方,性平,不寒不燥,对防治慢性盆腔炎有一定效果。

金银花对多种细菌如葡萄球菌、链球菌、肺炎双球菌、大肠杆菌、绿脓杆菌以及皮肤真菌均有不同程度的抑制作用。

王老师贴心叮嘱

患有盆腔炎的女性朋友,心情不必过于担忧,要随时保持乐观的心态,在医生的叮嘱下加强身体锻炼,多到户外走动走动,呼吸新鲜空气,有益于病情的好转。

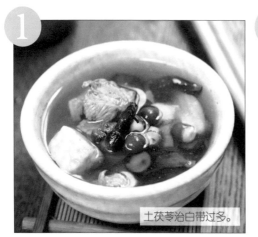
土茯苓治白带过多。

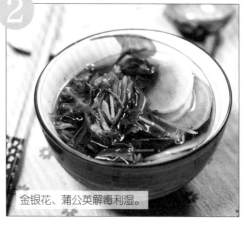
金银花、蒲公英解毒利湿。

土茯苓50克,芡实30克,金樱子15克,石菖蒲12克,猪瘦肉100克。水适量,慢火煲汤,加盐调味,饮汤食肉。可健脾补肾,解毒祛湿。适用于慢性盆腔炎、阴道炎、宫颈炎。

苦菜100克,金银花20克,蒲公英25克,青萝卜片200克。以上四味共煎煮,去药渣后吃萝卜喝汤。每日1剂。能清热解毒。

盆腔炎食疗方

冬瓜仁，即冬瓜的种子，为葫芦科植物冬瓜的种子晒干而成。呈扁平的长卵圆形或长椭圆形，剥去种皮后，可见乳白色的种仁，有油性。味微甜。冬瓜子为较常用中药，《神农本草经》将其列为上品。人们吃冬瓜时，往往把冬瓜子当作废物丢弃了。其实，冬瓜子也可药用。中医认为，冬瓜子清热渗湿，消痈利尿，可辅助治疗各种炎症及女子湿热带下等症。

青皮在中药里属于理气药，具有疏肝破气、消积化滞的功效；红花属于活血化瘀药，具有活血通经、散瘀止痛的功效。青皮与红花一个理气，一个活血，一同泡水饮用有理气活血的功效。活血化瘀后能促进盆腔血液循环，有利于炎症的吸收。

王老师贴心叮嘱

急性盆腔炎发作是很痛苦的，所以患者要去医院积极进行治疗。慢性盆腔炎患者也要在医生的指导下进行食疗，本章节介绍的食物只可作为辅助治疗。

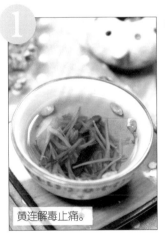

黄连解毒止痛。

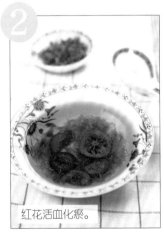

红花活血化瘀。

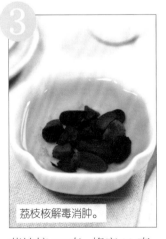

荔枝核解毒消肿。

冬瓜仁、金银花各 20 克，黄连 2 克，蜂蜜适量。金银花加水煎煮，去渣取汁，用药汁煎冬瓜仁，15 分钟后入黄连、蜂蜜即可。

青皮、红花各 10 克。青皮晾干后切成丝，与红花同入砂锅，加水浸泡 30 分钟，煎煮 30 分钟，用洁净纱布过滤，去渣，取汁即可。

荔枝核 30 克，蜂蜜 20 克。荔枝核敲碎后放入砂锅，加水浸泡片刻，煎煮 30 分钟，去渣取汁，趁温热调入蜂蜜，拌和均匀即可。

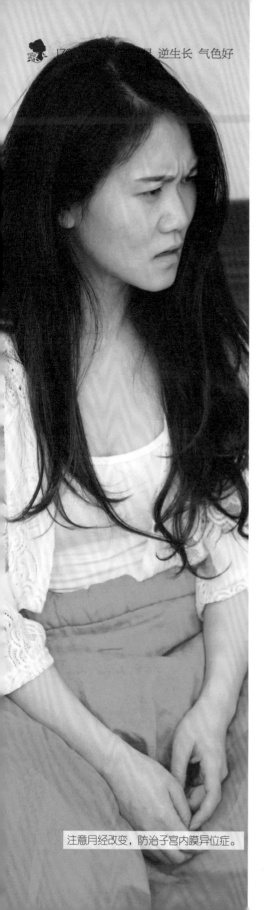

注意月经改变，防治子宫内膜异位症。

子宫内膜异位症

　　子宫内膜异位症的症状与体征随异位内膜的部位而不同，并与月经周期有密切关系。症状一般有以下几个方面。

　　痛经。为一常见而突出的症状，多为继发性，即自发生内膜异位开始，常有患者诉说以往月经来潮时并无疼痛，而从某一个时期开始出现痛经。可发生在月经前、月经时及月经后。有的痛经较重难忍，需要卧床休息或用药物止痛。疼痛常随着月经周期而加重。由于雌激素水平不断增加，使异位的子宫内膜增生、肿胀，如再受孕激素影响则出血，刺激局部组织，以致疼痛。如内在性子宫内膜异位症，更可促使子宫肌肉挛缩，痛经势必更为显著。异位组织无出血的病例，其痛经可能由血管充血引起。月经过后，异位内膜逐渐萎缩而痛经症状消失。疼痛程度往往不能反映出腹腔镜检查所查出的疾病程度。临床上子宫内膜异位显著，但无痛经者，占 25% 左右。此外，女性的心理状况也能影响痛觉。

　　月经过多。内在性子宫内膜异位症患者，月经量往往增多，经期延长。可能由于内膜增多所致，但多伴有卵巢功能失调。

　　不孕。子宫内膜异位患者常伴有不孕。不孕与内膜异位症的因果关系尚有争论，盆腔内膜异位症常可引起输卵管周围粘连，影响卵母细胞捡拾或导致管腔堵塞。或因卵巢病变影响排卵的正常进行而造成不孕。但亦有人认为长期不孕，月经无闭止时期，可造成子宫内膜异位的机会；而一旦怀孕，则异位内膜受到抑制而萎缩。

性交疼痛。发生于子宫直肠窝、阴道直肠隔的子宫内膜异位症，使周围组织肿胀而影响性生活，月经前期性感不快加重。

大便坠胀。一般发生在月经前期或月经后，患者感到粪便通过直肠时疼痛难忍，而其他时间并无此感觉，为子宫直肠窝及直肠附近子宫内膜异位症的典型症状。

膀胱症状。多见于子宫内膜异位至膀胱者，有周期性尿频、尿痛症状；侵犯膀胱黏膜时，则可发生周期性血尿。

周期性膀胱刺激症状。当子宫内膜异位症病变累及膀胱腹膜反褶或侵犯膀胱肌层时，会同时出现经期尿急、尿频等症状。若病变侵犯膀胱黏膜（膀胱子宫内膜异位症）则有周期性血尿和疼痛。

经期或行经前后的急腹症。一般为卵巢子宫内膜囊肿，有穿破的特点，多数患者因卵巢囊肿扭转或宫外孕而急诊手术。若不进行手术而好转时，盆腔粘连加重，今后可能会因为反复破裂导致急腹症。

周期性下腹不适。发病率高于痛经，无痛经的子宫内膜异位症患者常存在本症状。常见于轻症患者，或某些病变虽较重但由于痛阈的个性差异或其他原因，不出现痛经症状而仅有经期腰酸、下腹坠胀不适感的患者。

如卵巢子宫内膜异位囊肿破裂时，囊肿内的血液流入腹腔可引起突发性剧烈腹痛，伴恶心、呕吐和肛门坠胀。多发生在经期前后或经期，症状类似于输卵管妊娠破裂。子宫内膜异位症患者流产率也较高，可达 44%~47%。

王老师贴心叮嘱

经期不要太过劳累，注意休息。

合理搭配膳食，注重均衡营养，尽量不要化妆或用美白产品。一般来说，见效越快的化妆品或者护肤品，激素含量越高，女性朋友一时的容光焕发很有可能是雌激素强烈刺激的结果。

注意个人卫生。尤其是白带过多或者月经期的时候，每天清理外阴，保持清洁。最好不穿不透气或者太紧的内裤，否则容易滋生细菌。

注意保暖，不要贪凉，避免激烈活动。经期尽量避免激烈的体育活动、重体力劳动、性生活，以及频繁而不必要的盆腔检查，不要穿紧身衣裤。

子宫内膜异位症的饮食原则

如果得了子宫内膜异位症，饮食千万不能够随便，很多问题都需要注意。子宫内膜异位症患者不能吃油腻甘醇的食物与辛辣刺激的食物，具体来说就是油煎油炸的食物不能吃，烧烤的食物不能吃。另外还需要注意，子宫内膜异位症患者不可以吃生冷凉性的食物，也不能够吃坚硬以及不容易消化的食物。

子宫内膜异位症患者应当进行饮食调养。有些食物具有补气血功效，如桂圆、山药、猪肝、甲鱼肉；有些食物具有养血滋阴效果，如牛肉、莲藕等。若食欲不振，可以吃一点乌梅或者是姜汁。

王老师贴心叮嘱

虽然说子宫内膜异位症患者不能够吃辛辣刺激的食物，但有些时候也不绝对。比如说花椒或者是胡椒、茴香、芥末等食物具有散瘀缓痛的作用，可以适当吃，但绝不可过量。

1

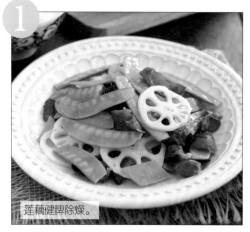

莲藕健脾除燥。

莲藕 100 克，山药、荷兰豆、胡萝卜、水发木耳各 50 克，盐 2 克，葱、姜各适量。清洗好所有食材放入锅中焯水 1 分钟。油锅中放油，爆香葱姜碎，下食材快速翻炒，勾薄芡，加入盐调味即可。

2

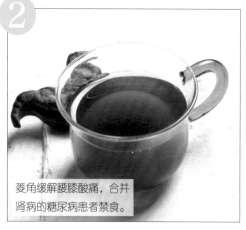

菱角缓解腰膝酸痛，合并肾病的糖尿病患者禁食。

菱角 500 克，料酒 12 毫升。把菱角清洗干净，沥干，倒入高压锅，然后倒入料酒盖上压力锅，中火大概煮 15 分钟即可。

活血化瘀对子宫内膜异位症很重要

子宫内膜异位症发病率占生育年龄妇女的5%~20%。现代医学一般采用激素疗法或手术治疗。但是，激素疗法副作用太大，手术疗法对生育年龄的女性来说，很难接受。因此，采用中医疗法的人自然多了起来，事实上中医在这方面也的确有其独特的治法，其治疗效果也不同凡响。不过，本法用以治疗热瘀血瘀、气滞血瘀者疗效最佳，而寒凝血瘀或肾虚血瘀者，又当配合温中祛寒或滋补肝肾才能奏效。

《本草正文》中道："玫瑰花，清而不浊，和而不猛，柔肝醒胃，疏气活血，宣通窒滞而绝无辛温刚燥之弊，断推气分药之中，最有捷效而最驯良，芳香诸品，殆无其匹。"玫瑰花在中医药中有很好的理气活血作用。

王老师贴心叮嘱

爱美之心人皆有之。中医认为，女性肤色晦暗、脸上起色斑，如黄褐斑等，都和肝郁气滞有密切关系，因为气滞则血瘀，就会导致这些容颜问题。所以，经常用玫瑰花泡茶，可以疏肝理气，活血化瘀，对女性美容、改善肤色，大有益处。

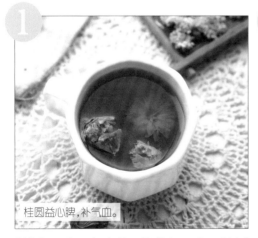

桂圆益心脾，补气血。

桂圆20克，玫瑰花、菊花各5克。桂圆去壳取肉，放入锅中煮8分钟，放入玫瑰花、菊花，小火再煮10~15分钟，稍凉即可饮。

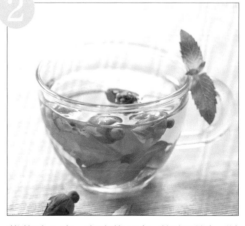

薄荷叶3克，玫瑰花6克，蜂蜜适量。以热水直接冲泡，再加入新鲜薄荷叶，待水稍温调入蜂蜜即可。

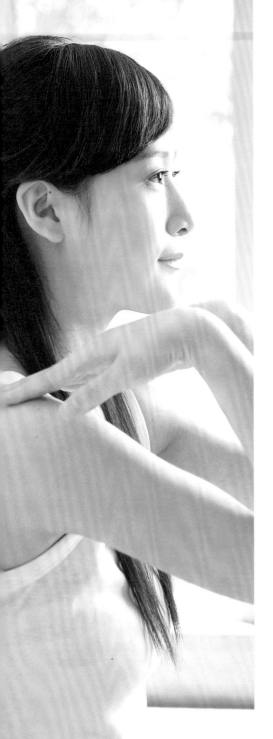

卵巢囊肿以育龄期女性多见。

卵巢囊肿

生理性的卵巢囊肿是一种发病率比较高的妇科病，生理性的卵巢囊肿症状比其他的病症较为明显。在很多时候，生理性的卵巢囊肿症状也会自行消失，所以患者需要到医院查明病因才行。

卵巢囊肿通常发生在排卵周期的育龄女性，生理性卵巢囊肿表现为异常量的液体聚集在滤泡内或黄体内，形成滤泡囊肿或黄体囊肿。这种功能生理性卵巢囊肿有时会很大，但不管用药与否，通常会在3个月内自行消失。应到医院进行检查，让医生作出准确的诊断，才更安全。

生理性卵巢囊肿的症状多表现为小腹疼痛和小腹不适，然后会白带增多，白带异味，白带色黄，月经不调，而且通常小腹内会有一个坚实而无痛的肿块，有时候夫妻性生活时就会发生疼痛。当囊肿影响到激素的产生时，可能会出现诸如阴道不规则的出血或者体毛增多等症状。如果囊肿发生了扭转，则会有严重腹痛腹胀、呼吸困难、食欲降低、恶心以及发热等症状。较大的囊肿还会对膀胱附近造成压迫，从而引起尿频和排尿困难的一些症状。

功能性卵巢囊肿是在某些情况下，诱发排卵的黄体生成素分泌不足，导致卵巢排卵功能受影响而出现卵泡黄素化，从而形成黄素化囊肿。病理性的卵巢囊肿和卵巢产生过多雄激素，与长期的饮食结构不健康、生活习惯不好、心理压力过大、食物的激素污染等有关。中青年女性也可能与滥用诸如有关丰乳、减肥及减缓衰老等的激素类化妆品有关。

卵巢囊肿的高发人群

青春期女性：青春期卵巢内分泌功能还未发育成熟，容易卵泡黄素化，形成黄素化囊肿。家族史：母亲，姐妹有卵巢囊肿的。未生育过的女性：妊娠对卵巢肿瘤似有对抗作用。在城市生活的女性：压力大，生活习惯不健康，食物污染，电离辐射等影响。

卵巢囊肿破裂的症状

压迫症状。巨大的卵巢囊肿可因压迫横膈膜而引起呼吸困难及心悸，卵巢囊肿合并大量腹水者也可引起此种症状。由于盆腹腔脏器受压，发生排尿困难、尿潴留、便急或大便不畅等现象。

休克症状。一般无阴道流血，内出血严重者可有休克症状。

腹部增大、腹围增粗。患者觉察自己的衬衫或腰带显得紧小，方才注意到腹部增大，或在晨间偶尔按腹部而发现腹内有肿物。

月经疾病。一般无月经不规则病史或闭经史，大半在月经中期或月经前发病。

腹痛。如肿瘤无并发症，极少疼痛。因此，卵巢瘤患者感觉腹痛，特别突然发生者，多系瘤蒂发生扭转，偶或为肿瘤破裂、出血或感染所致。此外，恶性囊肿多引起腹痛、腿痛，因疼痛往往使患者以急症就诊。

卵巢有出血裂口。手术时可探查到腹腔内有血液，卵巢增大，并可发现卵巢有正在出血的裂口。

下腹不适。下腹不适感为患者未触及下腹肿块前的较初症状，表现有下腹或腋窝部肿胀、下坠感。

王老师贴心叮嘱

卵巢囊肿影响生育吗

卵巢囊肿发病机制至今尚未研究清楚。

目前认为其发病可能与盆腔炎反复发作、环境、内分泌、病毒、遗传等多种因素有关。研究发现卵巢囊肿患者治疗前雌二醇水平高于正常参考值，这是否说明其发病与雌激素水平升高有关、卵巢囊肿是否具有激素依赖性，还有待进一步研究。卵巢肿瘤与妊娠同时存在情况并不多，之所以受到重视，是因为处理起来比较难以决断，它关乎母亲和孩子两方。妊娠合并卵巢良性肿瘤以成熟囊性畸胎瘤及浆液性（或黏液性）囊腺瘤最多。

可以说，控制女性每月一次月经的卵巢排卵过程是破坏卵巢的元凶之一，怀孕则是对卵巢最好的保护之一。在怀孕的几个月中，卵巢停止排卵，休养生息。因此，妊娠过程不仅繁衍后代，也是卵巢肿瘤的天然敌人，但通过妊娠预防癌症显然荒谬。

活血化瘀方

中医认为卵巢囊肿的发生主要在于脏腑虚弱，气血劳损，七情太过，风冷寒湿内侵，经产血瘀阻滞，致肾阳不振，寒凝气滞，阴液散布失司，痰饮夹瘀，或痰饮夹气滞内留，或痹而着，阳气日衰，阴凝不化，日益增大。所以中医从病根入手，对机体的气血、经络、脏腑功能进行全面调理，以达气血、经络之通畅，阴阳之平衡，使正气内存，邪不可干。

卵巢囊肿患者忌吃葱、蒜、桂皮等刺激性食物；忌烟、酒；忌羊肉、韭菜、胡椒等温热食物；忌肥腻、油煎食物；忌蟹、带鱼、鹅肉、辣椒、桂圆等。

王老师贴心叮嘱

卵巢囊肿患者饮食宜清淡，适宜多食牛奶、菠菜、山药、香菇、瘦肉、鸡蛋、鲫鱼、苹果、鸭梨、红枣、花生、黑米等。饮食应富含足够的营养，纠正偏食的饮食习惯。多食鸡肉、鹌鹑蛋、鱼、白菜、芦笋、芹菜、黄瓜、冬瓜、豆腐以及水果等。此外，还应多吃具有抗肿瘤作用的食物，比如龙珠茶、山楂等。

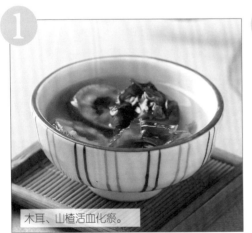

木耳、山楂活血化瘀。

山楂 100 克，木耳 50 克，红糖 30 克。山楂水煎约 500 毫升去渣，加入泡发的木耳，小火煨烂，加入红糖即可。每天服 2~3 次，5 天服完，可连服 2~3 周。

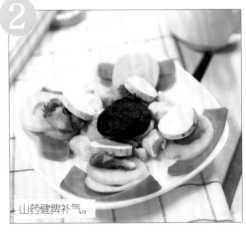

山药健脾补气。

净母鸡 1 只，山药片 40 克，核桃仁 30 克。母鸡处理好，焯水洗净。将鸡腹向下放在汤碗内，加黄酒 50 毫升，精盐适量，鲜汤 1000 毫升，山药、核桃仁和水发香菇、笋片、火腿片摆上，蒸 2 小时即可。

软坚散结方

中医中药治疗卵巢囊肿，是从整体观入手，疏肝理气，扶正固本，活血化瘀，软坚散结，清热解毒，全面调节内分泌使气血流畅，活跃脏腑，经络为本，气血为用。气血是机体的物质基础，脏腑是气血生化之源，分管血的生成、统摄与运行，调节血和气的平衡作用。气是血液的原动力，就女性而言，血是月经的物质基础，如果脏腑功能失调，气血流通就会受到影响，累及血海功能，则可导致各种妇科病的发生，如卵巢囊肿。

三七、乳鸽补气活血，化瘀散结，适用于子宫肌瘤、卵巢囊肿等病症。因此，患有卵巢囊肿的朋友，可以常食。

王老师贴心叮嘱

下列方中三棱、桃仁、赤芍理气行滞、活血祛瘀；海藻、夏枯草、白芥子能消痰软坚、散结消肿；南星、薏米化湿祛痰，白芥子与海藻配合能消除黏腻之阴邪。以上诸药配伍，能使痰湿化，气血通，囊肿消也。

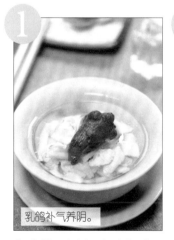

乳鸽补气养阴。

将乳鸽 1 只宰杀后去毛及内脏，洗净，放入锅中，加入洗净的三七 2 克，姜、盐、水适量，先用大火烧沸，再用小火炖熟即可。

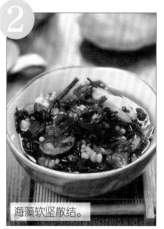

海藻软坚散结。

海藻、赤芍各 12 克，白芥子、三棱、桃仁各 10 克，薏米、夏枯草各 20 克，南星 6 克。共入水煎服。

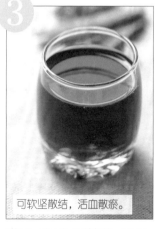

可软坚散结，活血散瘀。

附子、山甲、夏枯草、柴胡、南星、三棱、赤芍、桃仁、香附、白芥子、海藻、乳香、没药、肉桂、生姜、葱白。共入水煎煮，去渣取汁服。

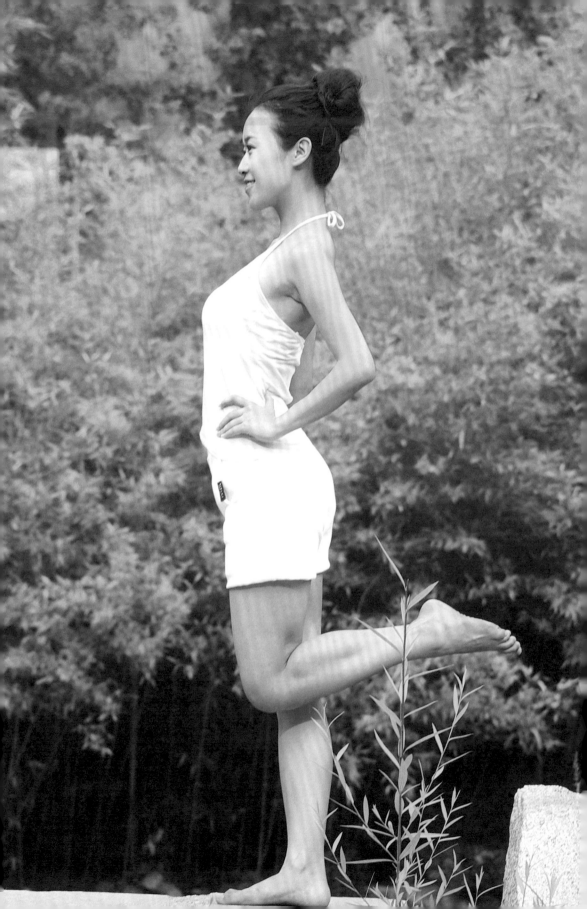

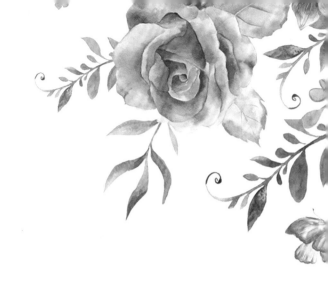

第三章

又寒又湿想怀孕，怎么办

说起寒湿，可能你不得不想到宫寒。女性宫寒是一个常见的现象，然而，这种状况对于想要怀孕的女性朋友来说是非常不利的。又湿又寒是不是真的不易怀孕？通过怎样的方法才能解决寒湿的问题呢？让我们一起来看看。

宫寒的女性是否无法怀孕

中医所说的子宫，不仅是孕育宝宝的那个"房间"，还包括妇科生殖系统和相关的功能。宫寒，全称是"子宫寒冷"，并不是说子宫腔内的温度低，而是指子宫及其相关功能呈现一种严重功能低下的状态。这种状态在自然界看来，相当于天空中没有了太阳。

阳光、空气、水分、土壤是万物生长繁衍的四大要素，阳光排第一。如果没有阳光赐予的温暖，大地永远是严冬。子宫也是一样，寒暖是女性身体根基的指标。子宫温暖，体内气血运行通畅，按时盈亏，经期如常，种下的"种子"发育成胎儿。如果子宫受寒邪困扰，血气遇寒就会凝结，身体的形貌不能保持，繁衍后代更无从谈起。

宫寒的女性为什么不容易怀孕？因为子宫是胚胎发育着床的地方，女性一旦患上宫寒，对外表现出来的症状，主要包括月经异常、体虚发胖、手脚冰凉、下腹坠胀疼痛等。这些问题也正是影响怀孕的主要原因：宫寒影响排卵。研究表明，大部分的宫寒女性月经不调，尤其是有延后现象，少则十天半个月，多则两三个月，通过B超检查发现，原来是女性缺乏正常的排卵。没有排卵，自然就不会受精，从而导致不孕。宫寒，顾名思义是子宫温度偏低，正如人类生活的环境，南极的低寒气候也是不适合人来生存的。而宫寒一样不适合胎儿生长，哪怕幸运地让准妈妈怀上了，也容易因为细微的问题而导致流产。

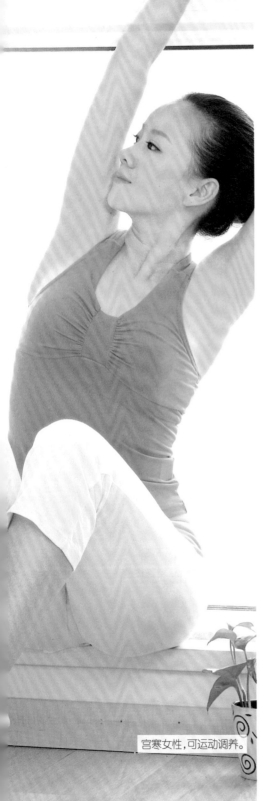

宫寒女性，可运动调养。

宫寒的原因有哪些

造成宫寒的原因，一方面与人的先天体质有关。比如有些女性在出生的时候就属于早产儿或者年幼体弱多病，体内的"阳气不足"。平时就特别怕冷、对气候冷暖特别敏感，冬季手脚容易发凉，这样就容易出现"宫寒"。有些女性则是由于父母的遗传，比如父母生育年龄较大，身体阳气本身较少，也容易造成子女成为"寒性体质"。

另一方面，是不健康的生活方式导致的宫寒。子宫是女人身体里最怕冷的地方，受到寒冷的刺激，就易因寒冷邪气侵袭而出现宫寒。如今，冬季贪吃冰冷的饮料，穿着单薄，夏季用空调降温，或者为了保持身材苗条而选择减肥等现象都是损伤身体阳气的不良习惯。另外，女性过度疲劳或者情绪剧烈不稳定等，也是导致宫寒的罪魁祸首。

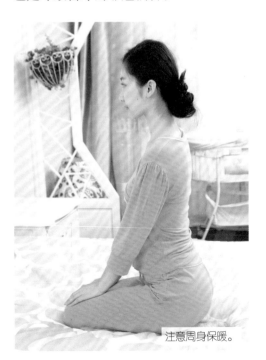

注意周身保暖。

宫寒的女性怎么办

王老师贴心叮嘱

1. 艾灸除寒。对于体质天生偏冷的女性来说，艾灸可谓是最关键的调养品。艾是纯阳植物，用艾条温灸小腹及穴位，可以起到温煦固阳的作用且效果明显，对于痛经的女性来说也十分受用。

2. 泡脚除寒。泡脚也能除寒？这是因为脚底遍布全身各个器官的穴位，也被称为人的第二个心脏。宫寒的女性可以坚持每晚用热水泡脚，不但能活络血脉，养生去疾，还能驱赶子宫的寒气。浸泡的时候，可以用双手的劳宫穴，对按脚底的涌泉穴，采用心肾相交法按摩除寒，这是宫寒女性最简单的除寒方法了。还可以经常按摩自己的无名指，长久坚持不但可以缓解宫寒，还能够缓解感冒、尿急尿频等症。同时，还可以用双手按摩肚脐周围，大约用时 15 分钟，直到按热为止，既可以除寒，又能促进肠道蠕动，排出体内毒素。

3. 食物调理。女性多吃温热的食物有利于调理宫寒。少吃寒凉食物，忌喝冰水，吃冷饮。多吃活血的食物，如黑米、木耳、黑枣等。冬天适宜多吃热性食物，如生姜、巧克力、红糖、红枣、芡实、桂圆、荔枝等，有除寒温补的功效。由于女性体质属阴，所以炎热的夏季，冷饮、冰茶等食物也不可以贪多，否则会消耗阳气，导致寒邪内生，侵害子宫。

食疗方，让你好"孕"来

羊肉补气血，冬天吃最好

　　有些女性阳气不足，经常手脚冰凉。气血是相伴而生的，阳气不足，时间久了又会导致气血双虚。气血是养护子宫、卵巢，使雌激素能正常分泌的保证。气血不足，子宫、卵巢容易提前衰老。所以，手脚冰凉的人要重视温阳益气。

　　手脚冰凉可吃点羊肉，尤其是冬天更是比较适合。大家应该都了解，羊肉是典型的热性食物，吃了身体会产热，从而使得人体机能增强、活力增加、血脉畅通。自然界中阳气不足，受外界气候影响，女性更容易体寒，冬天吃点羊肉能暖身，又不容易生热，非常适合用来滋补气血之用。

羊肉粥

原料：羊肉 100 克，山药、大米各 50 克，盐、葱花各适量。

做法：①羊肉洗净，切片，放入锅中，加水煮至熟烂；山药去皮，洗净，切块；大米淘洗干净。

②将大米、山药放入锅中，加入适量水，同煮成粥，出锅前放入煮熟的羊肉，加盐调味，撒上葱花即可。

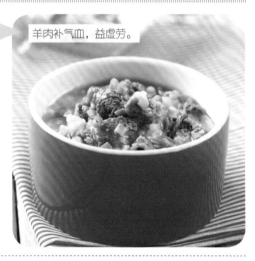
羊肉补气血，益虚劳。

当归生姜羊肉

原料：羊肉 200 克，生姜 20 克，当归 15 克，盐适量。

做法：①将羊肉洗净、切块；锅中放油，用生姜炝锅后，放入羊肉。

②煸炒片刻后，放入当归，加水，大火烧开；转小火慢炖 30 分钟，加盐调味即可。

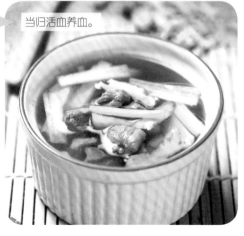
当归活血养血。

烹调蔬菜放点葱蒜，能够散寒

　　大部分蔬菜属于寒性的，体内阳气不足寒气过重的人食用后，很容易出现胃寒、腹泻，导致阳气进一步被损耗。阳气不足，子宫、卵巢失于温煦，气血不活跃，容易导致月经不规律、小腹寒凉、不容易受孕等多种问题。为此，烹调蔬菜时不妨放点葱、蒜，既能调味，又能除寒。

香葱炒蛋

原料：香葱2根，鸡蛋3个，盐适量。

做法：①将鸡蛋打散，加适量盐；香葱洗净切段。

②锅里放油至微热，放入葱白爆香，倒入鸡蛋液，见鸡蛋变色稍微凝固时，倒入香葱，翻炒均匀即可。

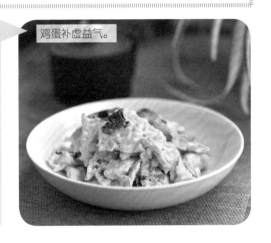

鸡蛋补虚益气。

艾叶红糖荷包蛋，让子宫不寒凉

　　宫寒是阴道炎、宫颈炎、子宫内膜炎、附件炎的罪魁祸首之一，甚至会使女性不容易受孕。若女性平素容易怕冷，小肚子经常冰凉，可能就是体内有寒气。饮食上可隔一天吃一个艾叶红糖荷包蛋，能让身体暖暖的。艾叶性温，能除寒除湿。红糖有温暖作用，能益气补血。用两者煮鸡蛋，有温补功效。

艾叶红糖荷包蛋

原料：艾叶10~15克，鸡蛋2个，红糖适量。

做法：①将艾叶放到砂锅中，加入适量水，浸泡20分钟，然后大火煮沸，小火煮20分钟，去艾叶。

②将鸡蛋打入，煮熟后入红糖，待红糖全部溶化后，关火。吃蛋喝汤。

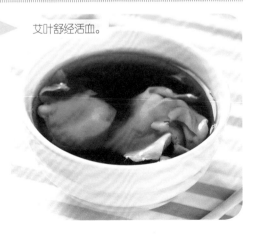

艾叶舒经活血。

秋冬吃点老姜，子宫暖暖的

秋冬季节，天气寒凉，受自然界寒气影响，子宫内的寒气也会加重。这样一来，可能各种疾病也会袭来，怀孕的概率也降低了。秋冬季节，为了防止寒气的入侵，可以吃点老姜。

姜有新姜和老姜之别。新姜是指当年新长出来的姜，皮薄肉嫩，味淡薄；老姜是立秋之后收获的姜，皮厚肉坚，味道辛辣。老姜温中除寒的功效比较好。宫寒的女性在秋冬季节不妨适当吃点老姜，可以让全身都暖暖的。老姜主入肺经、脾经、胃经，对于寒邪犯肺导致的咳嗽以及寒邪侵犯脾胃导致的胃寒痛、呕吐等症也均有较好疗效。

老姜肉片汤

原料： 猪瘦肉 100 克，生姜 3 片，葱花、料酒、八角、盐各适量。

做法： ①猪瘦肉洗净，切成薄片；生姜洗净，切片。

②炒锅注油烧至五成热，放入肉片、生姜片，煸炒出香味后，倒入适量的水，放入八角，烹入料酒，大火煮沸后，小火煮半个小时，加适量的盐，放入葱花即可食用。

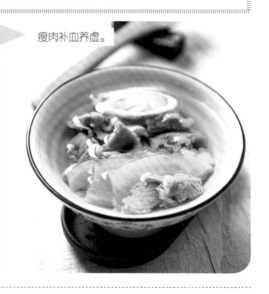
瘦肉补血养虚。

姜枣鱼头汤

原料： 红枣 2 个，鱼头 1 个，生姜 3 片，盐、料酒、葱花各适量。

做法： ①红枣洗净，去核；鱼头处理干净。

②将红枣、鱼头、生姜片一起放入砂锅中，倒入适量的水，烹入料酒，大火煮沸后，小火煮 1 个小时，加适量的盐，放入葱花即可食用。

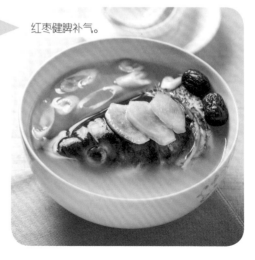
红枣健脾补气。

砂仁胡椒玫瑰汤，养胃化瘀

有的女性胃不好，表现为胃部冷痛，尤其是天冷时会加重。脾胃是化生气血的，脾胃不好气血就不好，卵子的质量则不佳，女性也不易受孕。即使是怀孕了，女性经常脾胃不舒，也不利于胎儿的健康成长。砂仁有行气调味、和胃醒脾的功效。胡椒能温中散寒。玫瑰花性温，能疏肝解郁。三者同用，养胃又活血，适合脾胃不好的女性食疗。

砂仁胡椒玫瑰汤

原料：砂仁 6 克，胡椒 8 克，玫瑰花 10 克。

做法：①砂仁捣碎，胡椒研碎，玫瑰花洗净。

②所有原料放入砂锅中，加入适量水，大火煮沸转小火煲 30 分钟，取汤即可。

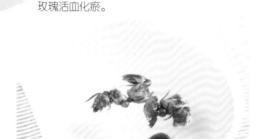
玫瑰活血化瘀。

陈皮红枣茶，补气理气

肝脾不和，容易气虚血瘀，子宫卵巢营养不足，毒素内停。肝脾不和的常见症状表现为脘腹胀痛、食欲缺乏、胃痛、嗳气频频、大便不爽等。

陈皮能理气健脾，燥湿化痰，可改善脾胃气不和导致的胃脘胀满、食少吐泻等症。红枣能益气健脾，有气血双补的作用，比较适合体虚的人进行食疗。

陈皮红枣茶

原料：陈皮 2 片，红枣 2 个。

做法：①陈皮洗净，红枣洗净去核。

②将红枣和陈皮放到砂锅中，加适量水，大火煮沸，小火煮 20 分钟温热饮用。

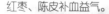
红枣、陈皮补血益气。

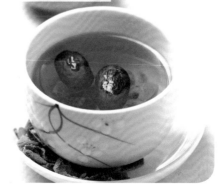

花椒能暖宫，止阴部瘙痒

花椒是常用的调味料，能除腥。花椒也可药用。花椒在中药里归入祛寒类药物，中医认为花椒能祛湿祛寒、扶助阳气、利气行水，还具有一定的止痛效果，能起到杀菌消毒作用。有的宫寒女性阴部会发痒，花椒能杀菌，自然就能对付阴部痒痛。宫寒的女性可以用花椒进行食疗，也可以用花椒水泡脚，有较好的除寒止痒功效。

花椒鸡

原料：母鸡半只，花椒 5 克，生姜、葱、酱油、醋、盐、料酒、香油各适量。

做法：①将母鸡处理干净，剁块，用开水焯一下，摆放到盘子中；生姜洗净，切片；葱洗净，切成葱段。②锅置大火上烧热，倒入香油，投入花椒炸香，将其倒在鸡块上；生姜、葱段放在鸡块上，淋上酱油、醋、盐、料酒。③母鸡放入蒸笼，用大火蒸约 30 分钟，至鸡肉熟透，出笼复扣在盘上即可。

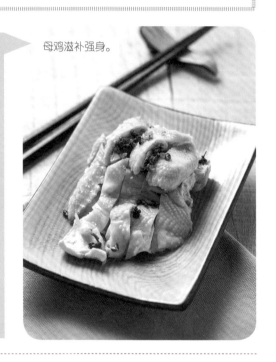
母鸡滋补强身。

花椒红枣生姜水

原料：花椒 9~12 克，生姜 3 片，红枣 5 个。

做法：①将红枣洗净，撕小块。②将花椒、红枣、生姜一同放入砂锅中，加适量水，大火煮沸后，小火煮 15 分钟，取汁饮用。

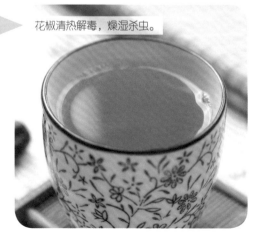
花椒清热解毒，燥湿杀虫。

茯苓熬粥喝，祛寒湿

脾能运化水湿，若是水湿不去，则走窜冲任二脉，下贯带脉。带脉是循行于腰腹部的，水湿下注带脉，带脉内的湿邪重，就会导致女性腰腹部发胖。脾除湿不畅，小腹比较大，可以用茯苓熬粥喝。中医认为中药茯苓有利水渗湿和健脾功效，能有效恢复脾运化水湿的功能，使"小肚子"一点点瘦下去。

红枣茯苓粥

原料：红枣 2 个，茯苓 20 克，大米 50 克。

做法：①红枣洗净，去核，撕小块；大米淘洗干净；茯苓拍成小块或研成粉。
②将红枣放入砂锅中，加适量水，大火煮沸，小火煮 20 分钟，取药汁，放入大米中一同煮粥；煮熟后放入茯苓粉末，再次煮沸后即可食用。

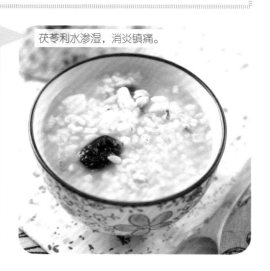

茯苓利水渗湿，消炎镇痛。

茯苓枸杞山药粥

原料：大米 50 克，茯苓、枸杞各 15 克，山药 20 克，冰糖适量。

做法：①大米淘洗干净；枸杞洗净；山药去皮洗净，切片。
②大米、枸杞、茯苓、山药一同放入砂锅中，加适量水，大火煮沸，小火煮熟，加适量冰糖调味即可食用。

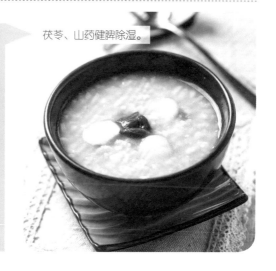

茯苓、山药健脾除湿。

红酒适量饮，卵子更健康

　　卵子的质量高低决定了能否孕育一个健康的宝宝。女性随着年龄的增长，卵子的质量也会逐渐下降。一般来说，30 岁之前卵子的质量比较好，30 岁后缓慢下降，35 岁以后迅速下降。现在的女性普遍结婚晚，孕育生产的时间也晚，所以更应想办法提高卵子质量，保证日后宝宝的身体健康。若想卵子的质量更好，平时可以适当喝点红酒。

　　红酒能提高卵子的质量。国外有研究表明，适当喝点红酒，可以让女性卵子的质量更好。优质的红酒中含有丰富的铁，可以起到补血的作用，使脸色变得红润。同时，还能抗氧化，有助于美容。备孕女性每天可以喝一小杯红酒。红酒除了直接饮用外，也可以与其他食材一同做成菜肴。

红酒炖苹果

原料：苹果 1 个，红酒适量。

做法：①苹果洗净，去皮，切小块。

②将苹果放入奶锅中，加入适量的红酒，用中火煮 15 分钟，浸泡 2 小时，即可食用。

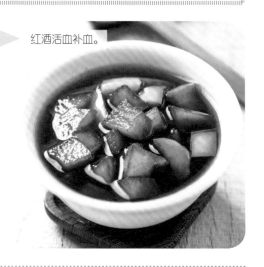

红酒活血补血。

红酒木瓜汤

原料：木瓜半个，红酒、冰糖各适量。

做法：①木瓜去皮、子，洗净，切大块。

②将木瓜放入砂锅中，加入红酒淹过木瓜，放入冰糖，用小火慢熬，直到木瓜熟烂，取出木瓜。

③将剩下的红酒汁继续熬，熬到汤汁变浓，浇到木瓜上即可食用。

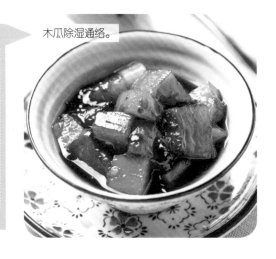

木瓜除湿通络。

木耳、香菇可常吃

备孕女性可以经常食用木耳、香菇，因为，木耳、香菇都有补血的功效。每100克木耳中含铁185毫克，含铁量之高，远远胜过菠菜和猪肝。香菇中叶酸和铁的含量都比较高，而备孕女性除了要注意补铁外，也应多吃叶酸含量高的食物，有助于促进胎儿的神经发育。

木耳排骨汤

原料：小排骨800克，红枣5个，干木耳、料酒、生姜、盐各适量。

做法：①小排骨洗净，用开水焯一下；干木耳泡发；生姜洗净，切片；红枣去核洗净。

②木耳洗净，撕小块；将生姜、木耳和小排骨放入砂锅中，加适量水，烹入料酒，大火煮沸加入红枣，小火煲2个小时，加适量的盐调味即可食用。

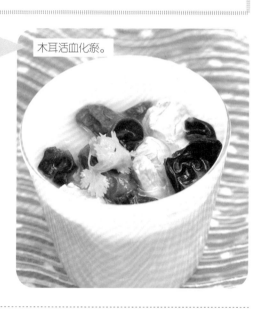

木耳活血化瘀。

香菇大米粥

原料：大米50克，香菇10克，盐适量。

做法：①大米洗净，浸泡30分钟；将香菇切成小丁。

②大米放入锅中，加入适量水，煮成粥。

③另起炒锅，倒油烧热，放入香菇丁炒熟，倒入大米粥中搅匀煮沸即可。

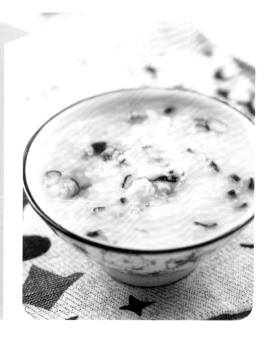

瑜伽改善难受孕

蹬自行车式——给盆腔排毒

蹬自行车式，有助于促进小腹部气血循环，能给盆腔排毒，减轻子宫、卵巢压力，还能放松腿部肌肉。经常坐着时，腿部容易气血循环不畅，导致腿部酸痛，这个动作能改善这些不适。

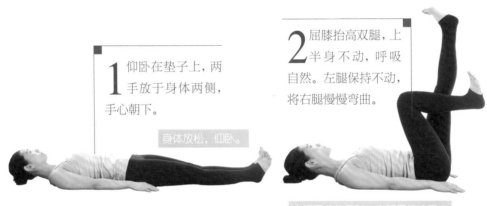

1 仰卧在垫子上，两手放于身体两侧，手心朝下。

身体放松，仰卧。

2 屈膝抬高双腿，上半身不动，呼吸自然。左腿保持不动，将右腿慢慢弯曲。

右腿弯曲的同时，左腿保持伸直。

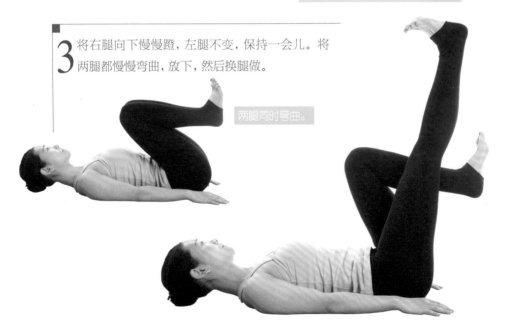

3 将右腿向下慢慢蹬，左腿不变，保持一会儿。将两腿都慢慢弯曲，放下，然后换腿做。

两腿同时弯曲。

束角式——促消化、排毒素

束角式能够使胯部更灵活，也能对子宫、输卵管进行按压，使气血得到更好的滋养。同时也有助于促进消化，排除体内的毒素。

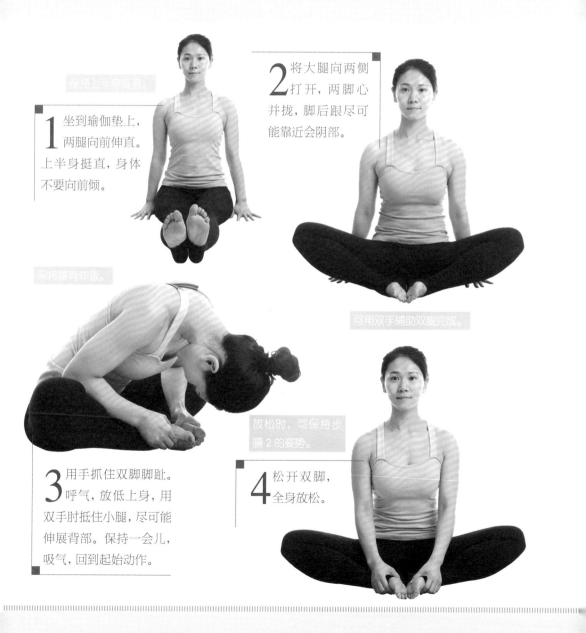

保持上半身挺直。

1 坐到瑜伽垫上，两腿向前伸直。上半身挺直，身体不要向前倾。

2 将大腿向两侧打开，两脚心并拢，脚后跟尽可能靠近会阴部。

保持腰背伸直。

可用双手辅助双腿完成。

3 用手抓住双脚脚趾。呼气，放低上身，用双手肘抵住小腿，尽可能伸展背部。保持一会儿，吸气，回到起始动作。

放松时，可保持步骤2的姿势。

4 松开双脚，全身放松。

猫式——改善子宫后位

猫式能最大限度地活动盆腔，有助于改善子宫的位置。若是子宫后位的话，不妨经常练此动作，有助于改善子宫后位所导致的月经不调、痛经、乳腺增生等。

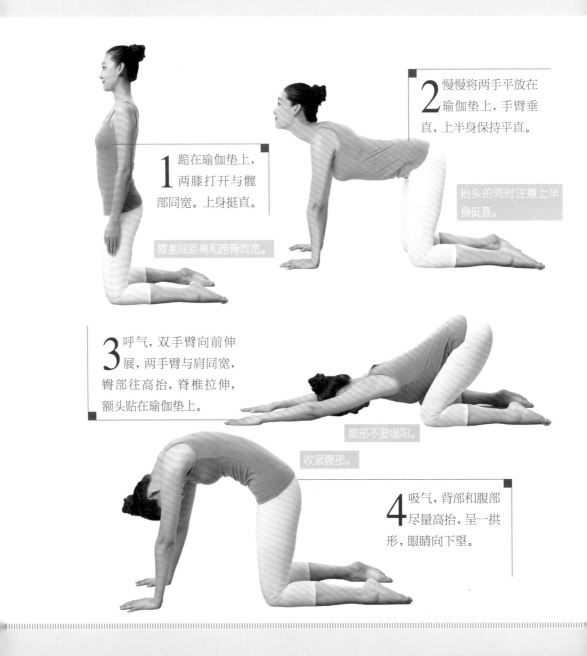

1 跪在瑜伽垫上，两膝打开与髋部同宽。上身挺直。

膝盖间距离和胯骨同宽。

2 慢慢将两手平放在瑜伽垫上，手臂垂直，上半身保持平直。

抬头的同时注意上半身挺直。

3 呼气，双手臂向前伸展，两手臂与肩同宽，臀部往高抬，脊椎拉伸，额头贴在瑜伽垫上。

腰部不要塌陷。

收紧腹部。

4 吸气，背部和腹部尽量高抬，呈一拱形，眼睛向下望。

犬式——消除全身的疲劳

女性紧张感持续不去容易影响脏腑正常的生理功能，也不利于气血的循行，会降低人体的免疫力。这种情况下即使女性怀孕也容易身体不舒畅，不利于胎儿的健康。为此，女性尤其是工作压力大的女性应该经常练习一下犬式，这样，能缓解身心的紧张感。

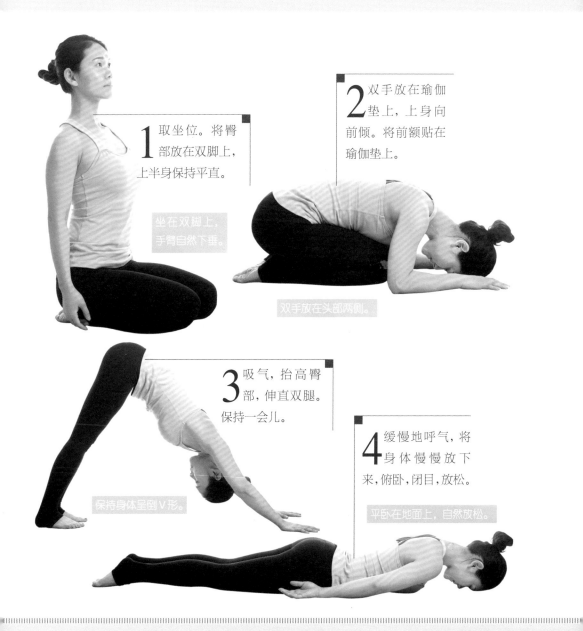

1 取坐位。将臀部放在双脚上，上半身保持平直。

坐在双脚上，手臂自然下垂。

2 双手放在瑜伽垫上，上身向前倾。将前额贴在瑜伽垫上。

双手放在头部两侧。

3 吸气，抬高臀部，伸直双腿。保持一会儿。

保持身体呈倒V形。

4 缓慢地呼气，将身体慢慢放下来，俯卧，闭目，放松。

平卧在地面上，自然放松。

前弯休息式——睡前释放压力

工作忙，时间少，没有更多自己支配的时间。这时不妨练习前弯休息式，每晚睡觉前在床上练习 5 分钟，就能养护子宫、卵巢，子宫后位的人可以经常练习。

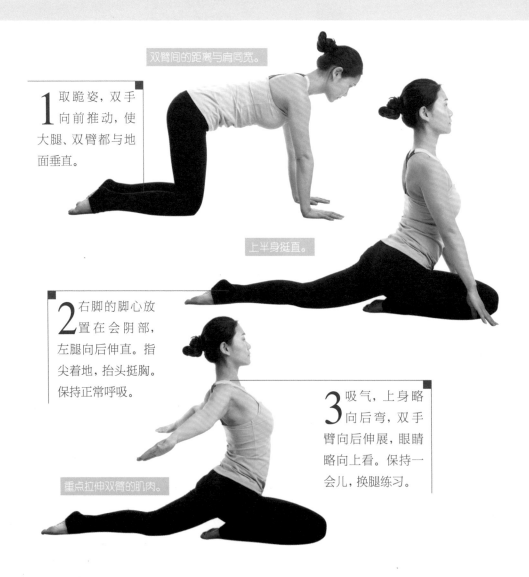

双臂间的距离与肩同宽。

1 取跪姿，双手向前推动，使大腿、双臂都与地面垂直。

上半身挺直。

2 右脚的脚心放置在会阴部，左腿向后伸直。指尖着地，抬头挺胸。保持正常呼吸。

3 吸气，上身略向后弯，双手臂向后伸展，眼睛略向上看。保持一会儿，换腿练习。

重点拉伸双臂的肌肉。

船式——消除胃胀气又强肾

有的女性脾胃不好，经常胃胀气，不妨经常练习船式瑜伽，能消除胃胀气。同时也能增强肾主生殖的功能，有助于受孕。

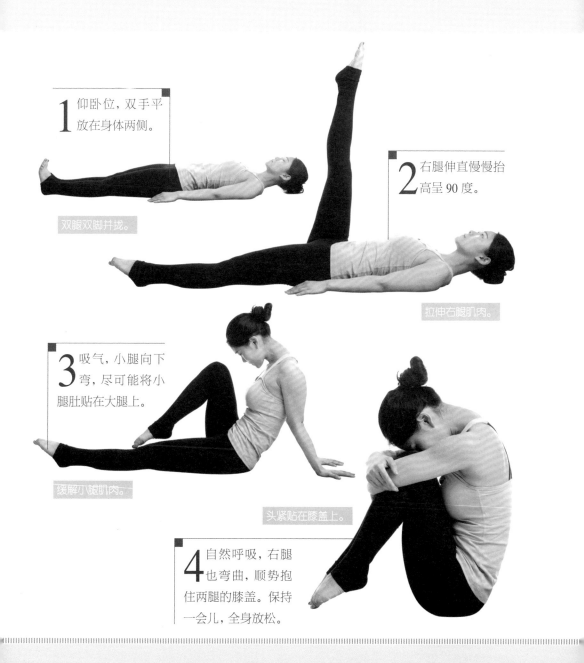

1 仰卧位，双手平放在身体两侧。

双腿双脚并拢。

2 右腿伸直慢慢抬高呈 90 度。

拉伸右腿肌肉。

3 吸气，小腿向下弯，尽可能将小腿肚贴在大腿上。

缓解小腿肌肉。

头紧贴在膝盖上。

4 自然呼吸，右腿也弯曲，顺势抱住两腿的膝盖。保持一会儿，全身放松。

静瑜伽——让全身心入静

静瑜伽能宁心安神、益气行血，增强身体的自我调节功能，助女性顺利受孕。即使不是为了怀孕，也应经常练习静瑜伽，能让女性的身心都舒畅起来，达到防病治病的目的。

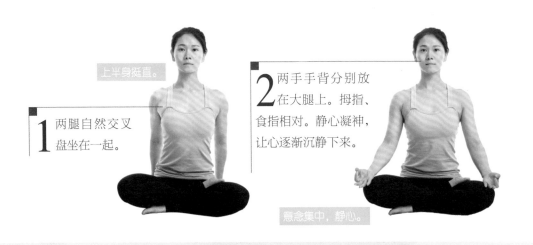

上半身挺直。

1 两腿自然交叉盘坐在一起。

2 两手手背分别放在大腿上。拇指、食指相对。静心凝神，让心逐渐沉静下来。

意念集中，静心。

向后抬腿，促进盆腔气血循环

这个动作能促进小腹部的气血循环，还能瘦腿、瘦腰腹，可循序渐进进行练习。

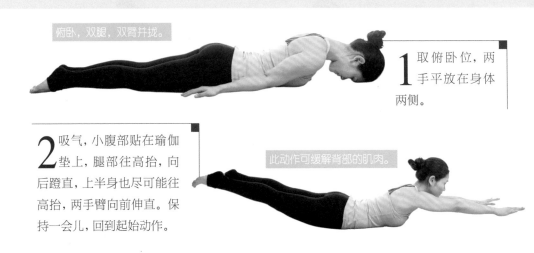

俯卧，双腿，双臂并拢。

1 取俯卧位，两手平放在身体两侧。

2 吸气，小腹部贴在瑜伽垫上，腿部往高抬，向后蹬直，上半身也尽可能往高抬，两手臂向前伸直。保持一会儿，回到起始动作。

此动作可缓解背部的肌肉。

单脚站立——让气血循环更好

这个瑜伽动作能促进气血循环，也能强化内脏器官的功能，还能让女性的身姿更挺拔。

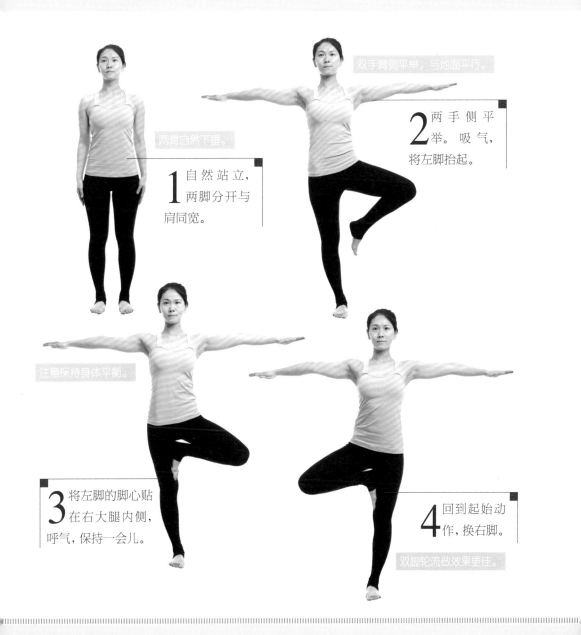

两臂自然下垂。

1 自然站立，两脚分开与肩同宽。

双手臂侧平举，与地面平行。

2 两手侧平举。吸气，将左脚抬起。

注意保持身体平衡。

3 将左脚的脚心贴在右大腿内侧，呼气，保持一会儿。

4 回到起始动作，换右脚。

双脚轮流做效果更佳。

穴位方，提高受孕力

阴陵泉穴，对付痰湿

阴陵泉是脾经的合穴，从脚趾出发的脾经经气在这儿往里深入，可以健脾除湿。它在膝盖下方，沿着小腿内侧骨往上捋，向内转弯时凹陷，就是阴陵泉所在。每天要用手指按揉，时间不拘，空闲的时候就可以，但要保证一天总共按揉 10 分钟以上。如果你体内有脾湿，按这儿会很疼，但是坚持按揉，你会发现疼痛在逐渐减轻，说明你的脾湿在好转。

体内有痰湿的女性不易受孕，这样的女性往往比较胖，同时伴有月经不调。可以隔两天艾灸一次阴陵泉穴，能起到较好的除痰湿效果。在艾灸期间，不宜吃油腻辛辣食物，保持心情舒畅，以免影响艾灸的疗效。

王老师贴心叮嘱

阴陵泉主治痰湿，有健脾祛湿、理气活血、温中消肿、通经活络的功效，可治疗腹痛、腹胀、腹寒、泄泻、呕吐、水肿、膝关节炎、下肢麻痹、急慢性肠炎、失眠等症，是人体祛湿要穴。

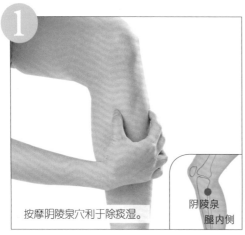

按摩阴陵泉穴利于除痰湿。

阴陵泉
腿内侧

位于小腿内侧，胫骨内侧髁下缘与胫骨内侧缘间凹陷中。沿小腿内侧骨内缘上推，抵膝关节下，胫骨向上弯曲凹陷处。

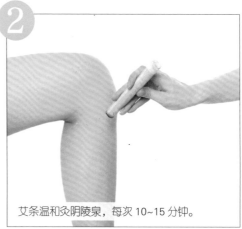

艾条温和灸阴陵泉，每次 10~15 分钟。

用艾条温和灸 10~15 分钟，每天 1~2 次，以局部皮肤潮红为宜。可治疗因气血不足引起的心神不安、失眠健忘等症。

归来穴，消除炎症

艾灸归来穴既能温经散寒、行气活血、祛淤止痛，又能益气升提、固摄胞宫，还可以治疗痛经、闭经、不孕、白带过多、子宫虚寒、子宫脱垂等生殖系统问题。现代女性劳动量减少且缺乏运动，长期处于空调环境，加上爱吃生冷食品，所以临床上月经失调患者以虚寒证居多。症状为畏寒肢冷、少腹隐痛、月经量少、色淡、质稀。要改善这些症状，均可艾灸归来穴。

归来穴位于人体的下腹部，是胃经上的穴位。中医认为归来穴能消除子宫、卵巢、输卵管的炎症，对于痛经也有较好疗效，是女性保健养生的常用穴位。

王老师贴心叮嘱

归来："归"，还的意思。"来"，返的意思。"归来"指的是恢复和复原的意思。指胃经下行的地部经水受热后气化逆胃经上行。本穴物质为水道穴传来的地部经水，至本穴后因受冲脉外散之热，经水复又气化逆胃经上行，如流去之水复又归来，故名归来。

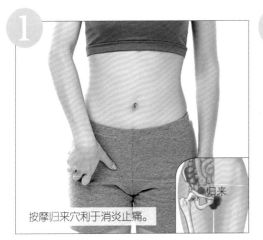

按摩归来穴利于消炎止痛。

归来

在下腹部，脐中下 4 寸，前正中线旁开 2 寸。从耻骨联合上缘前正中线向上 1 横指，再水平旁开 3 横指处。

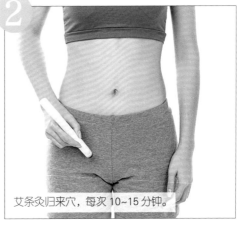

艾条灸归来穴，每次 10~15 分钟。

取仰卧位，将点燃的艾条置于归来穴上方，距皮肤约 3 厘米，皮肤局部有温热感，每次灸 10~15 分钟，每日或隔日 1 次。

子宫穴，化除子宫内的瘀血

子宫是女性非常重要的器官。子宫穴擅长调理子宫病症。经常按揉子宫穴能促进子宫内的气血循环，化除子宫内的瘀血，还可以改善月经不调、崩漏带下、痛经、腰酸腿冷等症。子宫穴是对称的两个穴位，取穴时，肚脐之下4寸的地方为中极穴，中极穴再向两侧旁开3寸，即为子宫穴。子宫穴、中极穴、神阙穴（肚脐）构成一个三角形。

子宫穴位于下腹部，主治妇女不孕，月经不调、痛经、阴挺及阑尾炎、盆腔炎、睾丸炎等。

王老师贴心叮嘱

一看到子宫穴这个名称，可能不少女性朋友就明白了七八分："这是专为我们而存在的吧"。确实，这是女性朋友的福穴。月经不调、崩漏带下、痛经、腰酸腿冷等，也都可以通过按揉它来解决。

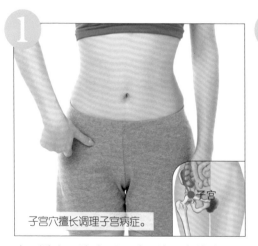

子宫穴擅长调理子宫病症。

在下腹部，脐中下4寸，前正中线旁开3寸。肚脐直下5横指，旁开4横指处。

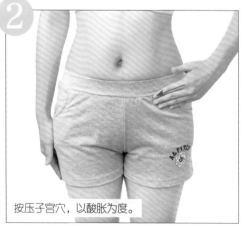

按压子宫穴，以酸胀为度。

用双手四指按压住两旁子宫穴，稍加压力，缓缓点揉，以酸胀为度，操作5分钟，以腹腔内有热感为最佳。做完一轮动作后，可以轻揉整个腹部，起到舒缓的作用。

八髎穴，防治妇科病

八髎穴包括上髎、次髎、中髎和下髎，左右共八个穴位。中医认为八髎穴与胞宫相临，为此经常对这些穴位进行刺激，能够促进子宫、卵巢、输卵管的气血循环，改善气血循环不畅所导致的月经不调、小腹胀痛、盆腔炎等妇科病症。

八髎位于膀胱经上，位于第 1、2、3、4 骶后孔中，左右共八穴。最早出自于《黄帝内经》，分上髎、次髎、中髎和下髎，脊椎两侧各四个，总共八个，故称八髎穴。髎，孔隙也。八髎五行属水，擅长调节全身的水液，疏通气血。凡是妇科病，都跟气血水液有关。因而，八髎能通调所有的妇科病。命门穴、肾俞穴、志室穴在腰部横向同一条线上。八髎穴是治疗妇科之要穴。

王老师贴心叮嘱

很多女性爱穿低腰裤，结果很容易受到风寒的侵袭，导致这块地方的脂肪肥厚，而且很硬，用手根本就捏不起来，一捏就会感觉酸痛难忍，像这种情况，说明内部组织已经发生了粘连，必须通过按摩、拔罐等方法，将粘连的部位分离开来，而搓八髎穴是一个很好的办法。

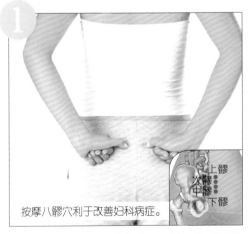

按摩八髎穴利于改善妇科病症。

在第 1、2、3、4 骶后孔中。手放到系腰带处，从这个位置稍微往下一点，可以找到一个圆形的骨性凸起，在它和背部的正中线之间的中点即上髎穴的位置，手四指处，即四个穴位。

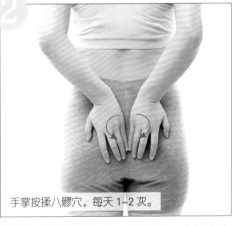

手掌按揉八髎穴，每天 1~2 次。

用手掌在腰骶部皮肤快速上下或左右摩擦按揉，一天 1~2 次，每次 100~200 下。操作时，不仅感觉到局部发热，最好还感觉有一股热流传导至前阴和小腹部，甚至通达到双脚。

神阙穴，大补全身气血

任脉起于小腹内胞宫，神阙穴又是人体任脉上的要穴，所以对这个穴位进行刺激能激发任脉协调气血的功能，以养子宫、卵巢。

神阙穴与人体生命活动密切相关。我们知道，母体中的胎儿是靠胎盘来呼吸的，属先天真息状态。婴儿脱体后，脐带即被剪断，通过脐带摄取氧气终止，后天靠肺呼吸开始。而脐带、胎盘则紧连在脐中，没有神阙，生命将不复存在。人体一旦启动肺息功能，就犹如给人体建立了一座保健站和能源供应站，人体的百脉气血就随时得以自动调节，人体也就健康无病，青春不老。

王老师贴心叮嘱

常按摩神阙穴能使人体真气充盈、精神饱满、体力充沛、腰肌强壮、面色红润、耳聪目明、轻身延年；并对腹痛肠鸣、水肿鼓胀、泻痢脱肛、中风脱症等有独特的疗效。

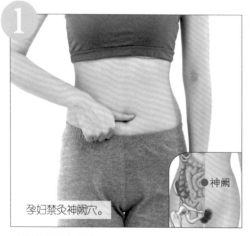

孕妇禁灸神阙穴。

顺时针揉转，以温热为度。

在脐区，脐中央。

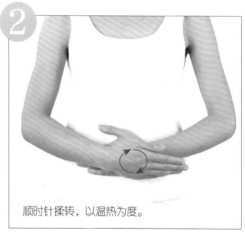

每晚睡前空腹，将双手搓热，双手左下右上叠放于肚脐，顺时针揉转，每次360下。也可以端坐，放松，微闭眼，用右手对着神阙穴空转，意念聚集脐中，以感觉温热为度。

关元穴，调节内分泌

如果体内的津液、血不足，会导致气乏、气虚、血虚，往往会造成女性受孕困难。这样的女性面色萎黄无华，身体消瘦，没有精神，对什么事情都提不起兴趣。这时不妨经常艾灸关元穴，因为关元穴具有培元固本、补益下焦之功，能调节内分泌，治疗生殖系统疾病。

关元穴：关，关卡也；元，元首也。关元穴名意指任脉气血中的滞重水湿在此关卡不得上行。本穴物质为中极穴吸热上行的天部水湿之气，至本穴后，大部分水湿被冷降于地，只有小部分水湿之气吸热上行，本穴如同天部水湿的关卡一般，故名关元穴。

王老师贴心叮嘱

常按摩关元穴有培肾固本、调节回阳的作用，能治疗月经不调、崩漏、带下、不孕、子宫脱垂、闭经等症状。长期按摩这个穴位，对脱肛、尿道炎、盆腔炎、肠炎、肠粘连、神经衰弱等疾病，有调理、改善的功能。

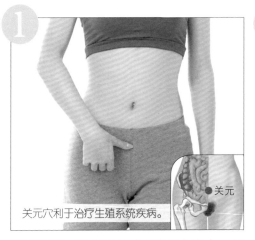

关元穴利于治疗生殖系统疾病。

在下腹部，脐中下 3 寸，前正中线上。即肚脐向下 4 横指处即是。

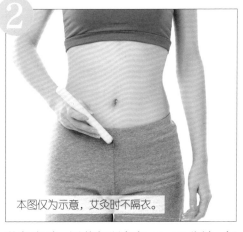

本图仅为示意，艾灸时不隔衣。

艾灸方法：用艾条温和灸 10~15 分钟，每天 1~2 次。

血海穴，补血又活血

血海穴可促进女性内分泌和生殖系统功能的改善，有益于卵巢的保养，还能活血化瘀，改善痛经、子宫内有瘀血等问题。

血海：血，受热变成的红色液体也；海，大也。该穴意指本穴为脾经所生之血的聚集之处。本穴物质为阴陵泉穴外流水液气化上行的水湿之气，为较高温度较高浓度的水湿之气，在本穴为聚集之状，气血物质充斥的范围巨大如海，故名。

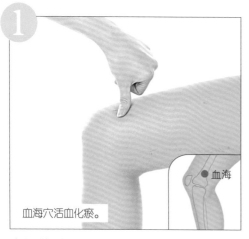

血海穴活血化瘀。

在股前区，髌底内侧端上 2 寸，股内侧肌隆起处。屈膝 90 度，手掌伏于膝盖上，拇指与其他四指呈 45 度，拇指尖处即是。

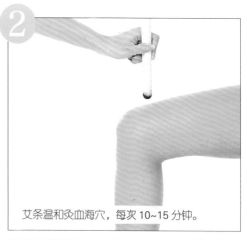

艾条温和灸血海穴，每次 10~15 分钟。

用艾条温和灸，每次灸 10~15 分钟，隔日 1 次。

命门穴，暖子宫

子宫内有寒气的女性也不容易受孕，这样的女性往往手脚和小腹部冰凉，经血里面有血块。宫寒的女性可以经常艾灸命门穴，可以起到暖宫的作用。

命门穴：命，人之根本也；门，出入的门户也。命门穴因其位于腰背的正中部位，内连脊骨，在人体重力场中为位置低下之处。脊骨内的高温高压阴性水液由此外输体表督脉，本穴外输的阴性水液有维系督脉气血流行不息的作用，为人体的生命之本，故名"命门穴"。

王老师贴心叮嘱

除了暖子宫，命门穴还能治疗腰痛、肾脏疾病、夜啼哭、精力减退、疲劳感、老人斑、骨质疏松、青春痘等。也能辅助治疗肾寒阳衰、行走无力、四肢困乏、腿部水肿、耳部疾病等，还能改善性冷淡，平衡和恢复性功能。

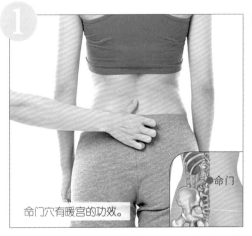

命门穴有暖宫的功效。

在脊柱区，第2腰椎棘突下凹陷中。肚脐水平线与后正中线交点，按压有凹陷处。

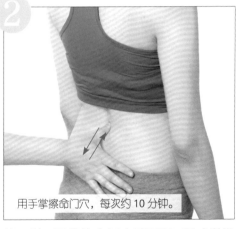

用手掌擦命门穴，每次约10分钟。

第一种：用掌擦命门穴及两肾，以感觉发热为度，然后将两掌搓热捂住两肾，意念集中命门穴约10分钟。第二种：背对太阳，心意命门，时间约15分钟。持之以恒可达到强肾补阳气之功效。

附录 女人补气血十大食物

食材	性味归经	主治疾病	推荐食谱
小米	性凉，味甘、咸，归肾、脾、胃经	辅助治疗胃虚失眠、女性黄白带、糖尿病	桂圆小米粥
山药	性平，味甘，归肺、胃、肾经	辅助治疗脾虚食少、久泻不止、肺虚喘咳、肾虚遗精、尿频	菠菜山药汤
黄豆	性凉，味甘，归脾、胃、大肠经	辅助治疗胃中积热、水胀肿毒、小便不利	黄豆排骨汤
香菇	性平，味甘，归脾、胃经	辅助治疗食欲缺乏、身体虚弱、小便失禁、大便秘结、形体肥胖、肿瘤疮疡等症状	香菇白菜
牛肉	性平，味甘，归脾、胃经	辅助治疗虚损消瘦、腰膝酸软、脾虚食少、水肿等症	百合炒牛肉
莲子	性温，味甘、涩，归脾、肾、心经	辅助治疗心烦失眠、脾虚久泻、大便溏泻、男子遗精、妇人赤白带下	枣莲猪骨汤
黄芪	性微温，味甘，入肺、脾经	辅助治疗气虚乏力、久泻脱肛、自汗、水肿、子宫脱垂、慢性肾炎、糖尿病等	黄芪炖乌鸡
红枣	性温，味甘，归脾、胃、心经	辅助治疗脾虚食少、乏力便溏及女性更年期综合征	芪枣枸杞茶
红豆	性平，味苦，归心、肠经	辅助治疗痈肿脓血、下腹胀满、小便不利	红豆薏米粥
乌鸡	性平，味甘，归肝、肾经	适宜体虚血亏、肝肾不足、脾胃不健的人食用	红豆乌鸡汤

女性不同年龄段出现的特征

年龄	女性生理状态	
一七	肾气盛，齿更发长	女子到了 6 岁，乳牙开始掉落，逐渐长出恒牙；原本的黄毛丫头开始长出一头乌发。到了 7 岁，肾气开始推动生长发育，即"齿更发长"
二七	天癸至，任脉通，太冲脉盛，月事以时下，故有子	任脉主血，主胞胎，主女子的生育。女子到 14 岁时，由于任脉通畅、气血充足，起于会阴的冲脉主气，冲脉气带着任脉血而行，第二性征发育。因此，14 岁时就会来月经（有些女孩还会更早），乳房发育
三七	肾气平均，故真牙生而长极	古人言"女子二十而嫁"，因为女子 21 岁的时候，肾气平均；"真牙生而长极"，意思就是身体开始逐渐达到一个高峰状态
四七	筋骨坚，发长极，身体盛状	肾肝的功能达到了一个极点，28 岁时女子身体最健壮，在生命状态的最高峰期，最适合生育
五七	阳明脉衰，面始焦，发始堕	阳明脉就是胃经，起于承泣穴，经脸部循环。气血衰是由胃经而始生。35 岁时血不能荣于面，脸开始变得憔悴。同时容易长鱼尾纹和抬头纹，显出老相，头发开始脱落
六七	三阳脉衰于上，面皆焦，发始白	少阳胆经衰，两鬓就开始斑白；阳明经衰，前额头发开始变白。太阳、少阳、阳明三经衰，42 岁时面部开始出现憔悴现象，头发也逐渐变白了，记忆力也会随之变差
七七	任脉虚，太冲脉少，天癸竭	49 岁时任脉的血开始减少，同时，太冲脉衰少，阳气阴血虚了，生育能力大不如前

图书在版编目（CIP）数据

女人不寒不湿 逆生长 气色好 / 王东红著 . -- 南京：
江苏凤凰科学技术出版社，2018.1（2018.8 重印）
（汉竹·健康爱家系列）
ISBN 978-7-5537-4068-3

Ⅰ.①女… Ⅱ.①王… Ⅲ.①女性－养生（中医）－基
本知识 Ⅳ.① R212

中国版本图书馆 CIP 数据核字 (2017) 第 215039 号

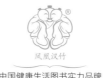

凤凰汉竹

中国健康生活图书实力品牌

女人不寒不湿 逆生长 气色好

著 者	王东红
编 著	汉竹
责 任 编 辑	刘玉锋
特 邀 编 辑	麻丽娟 任志远 张 瑜
责 任 校 对	郝慧华
责 任 监 制	曹叶平 方 晨

出 版 发 行	江苏凤凰科学技术出版社
出 版 社 地 址	南京市湖南路 1 号 A 楼，邮编：210009
出 版 社 网 址	http://www.pspress.cn
印 刷	北京博海升彩色印刷有限公司

开 本	720 mm × 1 000 mm 1/16
印 张	13
字 数	250 000
版 次	2018 年 1 月第 1 版
印 次	2018 年 8 月第 4 次印刷

标 准 书 号	ISBN 978-7-5537-4068-3
定 价	42.00 元

图书如有印装质量问题，可向我社出版科调换。